Nursing Today
ブックレット・21

JN088641

看護職とハラスメント

◉目次

二〇二二年四月より、中小企業にも労働施策総合推進法（パワハラ防止法）が施行されるなど、さまざまな職業における暴力的いじめ・性的いやがらせの実態が注目されていますが、看護分野での実態や対策がどのような状況にあるのかについて、正面から取り上げられる機会はまだ少ないように思います。

医療分野には多様な職場や人間関係が存在しますが、本書では看護職同士で起こるパワー・ハラスメント問題に焦点を絞り、臨床と教育の二つの現場で起きていることをアンケート調査しました。そこから得られた貴重な声をもとに、一人で問題を抱え込みがちな当事者と、組織内の相談担当者がとるべき姿勢や対応、ハラスメントが起きやすい環境や職場風土を回避していくための知識を提供します。

本書は看護分野のアカデミアに所属するハラスメント・サバイバーで構成された実態調査班が、現状を伝え議論の俎上に載せたいと考え企画しました。多くの人がこの本を手にとっていただき、誰もがハラスメントの問題を他人の話ではなく〝自分ごと〟として考え、向き合う機会にしていただければ幸いです。

（「看護職とハラスメント」実態調査班）

〈参考――ハラスメントに関する公的リソース〉

●さまざまな相談窓口：厚生労働省「あかるい職場応援団」～相談窓口のご案内
https://www.no-harassment.mhlw.go.jp/inquiry-counter

●対応のための基本情報：厚生労働省「あかるい職場応援団」～トップページ
https://www.no-harassment.mhlw.go.jp

看護職が直面したハラスメント・ケース

ここに紹介するハラスメント事例は、本書の企画で実施したウェブ・アンケートの回答者などにご協力を得て構成しています。寄稿や取材に応じてくださった七人の〝ハラスメント・サバイバー〟の方々に改めて感謝いたします。なお、記載事項には架空の設定を交える配慮を施しています。ウェブ・アンケートの詳細や詳しい結果については、次のサイトをご参照ください。

（編集部）

https://jnapcdc.com/LA/harassment/

〈ケース①〉

患者を装った投書が今でも病院に届く

カンナさん（北陸地方／産科病棟 副看護師長）

異動してすぐに悪口を耳にし始める

私が今の産科病棟に異動したのは、副師長になって五年目のときでした。勤めているのは中規模クラスの病院で人の入れ替わりが少ないため、この病棟は長く助産師だけが勤務していました。しかし、病院の方針で混合病棟への移行が予定されていたため、当時は私と数年前に配属されたA師長のみが看護師で、それ以外は助産師の副師長が二名とスタッフ助産師二〇名という人員構成になっていました。

配属されてすぐにスタッフ間の悪口を耳にするようになり、X副師長（四〇歳代）とB副師長（四〇歳代、看護師を経て助産師になった）が対立していることに気がつきました。そんな中で、Ａ師長は看護師として異動してきた私を気にかけ、よく声をかけてくれていました。

半年ほど経った頃に業務の割り振り変更があり、Ｘ副師長の役割を私が引き継ぐように師長から言われました。思えば、これを機にＸ副師長からのあたりがきつくなりました。ある日の朝、ステーションで突然Ｘ副師長が私に「誰の権限があってあんたそんなこと（交代した業務を）やっているの！」と大きな声で怒鳴ってきたのです。そして無視が始まりました。他のスタッフからも、師長が不在でＸ副師長が勤務しているときはその勤務帯にまるで私はいない人のように扱われるようになりました。「あぁこれが大人のいじめかぁ」と思いましたが、分娩室業務も多いＸ副師長とは顔を合わせることが少なかったため、「まあいいかな」と流していました。

匿名の中傷メール、病院への投書

すると数か月後、病院の総務部にハラスメントを訴える匿名メールが外部から届きました。そこには加害者としてＡ師長とＢ副師長そして私の名前が挙げられており、被害者としてＸ副師長およびスタッフ一〇名ほどの実名が書かれていました。その頃は病棟運営が難しくなり、Ｘ副師長がＡ師長に怒鳴る回数が増え、何かにつけ文句を言い、決めごとが進まなくなっていた時期でした。

総務部の調査により、あるスタッフがＸ副師長に言われて一緒にその匿名メールを送り、口裏を合わせるよう求めるＳＮＳメッセージを病棟内に流していたことがわかりました。総務担当者はこうした行動を取るＸ副師長に大きな問題があるとして看護部に意見したようですが、看護部からは「放っておきなさい」と言われ、なかったことにされ、むしろ加害者とされた私たちが注意を受けるような形でした。

さらに新しい攻撃が始まりました。今度は患者用の投書箱に、私とＡ師長の身体的特徴を挙げ個人が特定できるような表現で、「看護師の対応が悪い」という内容の投書が病院に寄せられるようになったのです。およそ一か月に一回くらいのペースで同筆跡の数名の書き手からの投書であることがわかり、おそらくそれらは患者からのものではないと私たちにもわかるようになりました。

しかし、匿名である限りは絶対に患者ではないと確信を持てないところが悩ましく、やはりそのような文面を目にするたびに傷つきます。自分の看護実践に悪いところがあるのではないかと、じわりじわりと負の思考に追い込まれていくように感じました。私は看護師として、そして管理職として自信を持って働いてきましたが、その自信を挫かれたようになり、それがやはり堪えました。

異動が少ない閉鎖的な環境の問題

それから一年後、結局X副師長は他の部署へ異動となりました。A師長もX副師長の管理不行き届きという懲罰的な異動でこの病棟を離れました。現在管理職は、新しい師長とB副師長と私、そしてスタッフから主任に昇格した一名の四名体制となり、他病棟から新たな看護師スタッフも配属されました。長年この病棟に染み付いた閉鎖性はまだ残っているかもしれませんが、悪口や無視など大人のいじめが横行していた環境からは脱してきたように思います。ただ、まだあの投書は続いており、管理者のデスクにたまり続けています。

この病棟は何十年にもわたり前Q師長が在職し、看護部すら介入しづらい閉鎖的な環境と文化が根付いていました。絶対的な年功序列があり、若いスタッフは目上にものが言えない状態で、若手の優秀なスタッフの多くが辞めていきました。そんな「Q師長の帝国」とも言われていた中で、その師長に取り入って昇格したのがX副師長だと耳にしました。後ろ盾だったそのQ師長が退職してしまい、新たな師長のもとで働くことが不安だったのかもしれません。またX副師長はA師長とかなり親しくしていた時期もあったようですが、私が異動してくると手のひらを返したように師長にも怒鳴り散らすようになり、師長は体調を崩しながら勤務していました。

このように異常な事態に陥っていたのは、組織内で異動がなく、閉鎖的な環境で特定の人に権限が集中することを許していた看護部の長年の放任的な管理が根源だと思います。それが歪んだ病棟環境・文化をつくり出し、病棟全体を巻き込んで人を傷つけ、優秀な人材を流出させるという複合的な問題を引き起こしていたのです。

患者を利用して「自分が悪いのかもしれない」と思わせる悪質さ

一番心に残っていることは、「組織は何もしてくれず、守ってはくれないんだな」と感じたことでした。この病院で働いていることに誇りを持っていたので、少し残念でした。看護部は例の匿名メールの際も放置と隠蔽という対応を選びました。看護部での面談でも、それでも管理職として頑張ろうとしていた私の気持ちを挫くような冷たい発言がいくつもありました。厄介な部署だから自分たちはあまり手を焼きたくなく、ただのつなぎとして私を置いているだけで、配属はこの私じゃなくても誰でもいいと思っている様子が伝わってきました。

非常に理不尽だと思いながらも、どこか心の中で「自分が悪いのではないか」と思うこともあり、ハラスメント窓口へ相談することもなかったし、「ハラスメント」というと大事のように思っていた自分の知識のなさもあったように思います。管理職の自分はハラスメントに気をつける立場だという自覚はありましたが、まさか同僚からそれを受ける身になるとは思ってもみませんでした。当時は看護師として築いたキャリアが産科病棟では十分に発揮できず、助産師と対等に仕事ができていない自覚もあり、反論ができない自分もいました。また、どこから漏れて報復されるかもと思うと、院内の親しい人など誰にも打ち明けられませんでした。数年が経ち、ようやくこうして語れるようになったのかなと思います。

今は、あのときうまく対応ができなかったので、同様のケースに遭遇した場合に管理職としてどうすればいいのかを大学で勉強しています。ハラスメントをする人と同じ土俵に乗るのではなく、正当に看護を続けていくことで、どこかでいつか見返してやりたいと思っています。

…

ハラスメント相談員より◉ステーションで大声で怒鳴る、無視をする、文句を言って決め事が進まない、中傷メールを送るといった行為にどのように対応するのか、看護部はカンナさんにきちんと説明をすべきでした。例えば、「すぐに有効な対応ができないけれども、問題のある人は次の人事異動で移ってもらう」など、対応に時間がかかることを伝えていれば、組織への信頼は失われずに済んだはずです。また、ハラスメント行為を止めるための啓発に積極的に取り組めば、中傷メールや投書などがいつまでも続くことはないはずです。こうしたことに適切な対応ができない組織は誰からも信頼されません。

精神科医・産業医より◉同じ副師長という立場ですが、その職場では先輩に当たる同僚からハラスメントを受けたカンナさんは、誰にも相談できず組織からも守ってもらえずに過ごされました。幸い一年後に加害者の異動があり危機的状況は去りましたが、異動の少ない閉鎖的な環境に変わりはなく、自身が受けた被害はそこで醸成されたハラスメント文化に根ざしていることをカンナさんは痛感されています。象徴的なのは、誹謗中傷する匿名のメールや、患者を偽装した投書が繰り返されていることです。加害者の姿が見えない嫌がらせは悪質であり、問題の根深さを感じさせます。それに対し「正当に看護を続けていくこと」を足場にしながら立ち向かうための力を溜めようとしているカンナさんの姿勢にエールを送りたいと思います。

〈ケース②〉

「夢の通勤時間〇分《ゼロ》」事件

アオイさん（九州地方／看護系大学 講師）

今も思い出すと不整脈に

大学教員をしていると、他校で起きた出来事が耳に入ることがあります。当時、講師だった私が所属していた講座に着任したX教授についても「前評判」のようなものを耳にしていました。ただ、自分とは他領域の教授であったため特に気にしてはいませんでした。しかし、私がその大学を辞める決意をしたのは、他ならぬX教授からのハラスメントがあったからでした。

自身が置かれている状況を認知してから、眠れなくなり、食べられなくなり、吐き、収縮期血圧が一六〇mmHgを超えたかと思えば急に一〇〇を切るような乱高下を繰り返し、不整脈による動悸で動けなくなるなど、さまざまな症状に苦しんでいた期間は六か月と少しでした。そのうち三か月は、大学から離れた実習先であったため、ほぼX教授に会うことなく過ごせていたのですが、つらい目に遭っていた時間の長さは関係ありません。職場を変えX教授とすっかり縁がなくなった今でも、当時を思い出すと不整脈が出てきます。五年以上経ちましたが、こうして書きながら涙が止まらず、長い時間をかけてキーボードを打っています。

この文章につけた「夢の通勤時間〇分事件」というタイトルを変に思われるかもしれませんが、過酷な経験をそんなふうに名付けて茶化しでもしなければ、私自身の健康が維持できません。笑い飛ばすことができる体験にしてしまわなければならないのです。

「休みたいのなら、辞めて入院すれば？」

発端は、自分が受けた人間ドックで見つかった腫瘍でした。治療のため一〇日間の入院が必要になりましたが、スケジュールをどう調整しても実習期間に重複してしまうので、私は「一クール（三週間）病休を取りたい」と診断書をつけて職場に申請しました。当時所属していた領域はA准教授がトップで、講座代表者はX教授でした。本来の病休の手続き上では、講座代表者の承認は必要なかったのですが、実習期間と重なるためその期間に非常勤実習助手を雇用する必要がありました。この件については講座単位で予算配分されていたため、X教授に予算執行の相談をしたのです。

一領域三名の教員配置で、講師以上の教員は授業を担当しながら実習グループも受け持っていました。私の領域は助教が欠員のため、A准教授と私がこの二つをこなしていました。X教授の領域も教授と准教授が同様に対応していました。X教授は授業と実習指導の掛け持ちが大変なので、自分の代わりに実習指導を担当する非常勤実習助手を募集していましたが応募がない状況でした。それを聞いていた私は、病休を取るにあたり、伝手を頼って三週間手伝ってくれる人を見つけ申請をしたのです。すると、X教授から「あなたの代わりよりも、私のところが先でしょう。何を勝手なことをしているの！」という叱責を受け、さらに自分の領域の雇用を優先したいという話の中で出てきた言葉が、「いいじゃない、どうせ実習病院に入院するんでしょ？ 夢の通勤時間○分よ」でした。「若いうちは無理をするものだ」「講師のくせに楽をしようとするな」「休みたいなら辞めて入院したら？」などなどを聞かされ、A准教授と二人で泣きながら、私はX教授の部屋を退室しました。

その後、A准教授を通して学部長にも相談しましたが、最終的には病棟師長とスタッフ、主治医の最大限の協力のもと、自分が入院している病棟に外出し、実習指導が終わってからベッドに戻る入院生活を送りました。

職員の健康よりも大学運営の充実を選ぶ大学

その時の私は、「実習期間だとわかっているのに、入院という教員の都合で学生に不利益があってはならない」というX教授の言葉と、それに同調する学科全体の雰囲気に抵抗する気力がなくなってしまいました。また、学部長には「大学院の設置要件にはXさんが必要だから、今回はあなたが堪えてほしい」と言われ、ハラスメント対応の副学長からも「とりあえず大学院が立ち上がってから検討させてほしい」という言葉しか返ってきませんでした。

味方がいなかったわけではありません。A准教授は「こんなことは許されない」と、同じ講座の他領域の先生たちと最後まで大学に掛け合い、実習を助けてくれました。それでも当時は、自身の体調が心配ながら「入院する教員の代替雇用より大学運営を充実させるための雇用が優先」という雰囲気に加え、自分に向けられた「学生に不利益を被らせるような、体調管理ができない教員のわがまま」という視線の中で、事情をよく知らない教員からの無言の圧力を根拠なく感じてまともな思考ができなかったのです。だから入院しながら実習を担当するという選択肢以外は考えられませんでした。

この事件前後にも、パワハラ、アカハラのどれに分類していいかわからないハラスメントをいくつも受け、そのたびに「我慢するしかない」「耐えるしかない」と思っていました。また一年生の時から私が担当していた学生が三年生だったこともあり、「この学生たちが卒業するまでは面倒を見なければ」と思い込んでもいました。

さまざまな問題の連鎖がハラスメントの土壌に

そんな切羽詰まった状態の私を正気に戻したのは、「こんな扱い方をする人たちの一味に、あなたはなりたいの？」と言った、入院先の師長さんの言葉でした。すでに年末に近づいていて、その時点で一〇キログラム近く体重も減っており、「私はこのままでは死んでしまう」と思って転職先を探し、退職して職場を変えました。

今振り返ると、〝我慢しないといけない〟と思ってしまった原因は、直接的に受けた言葉からだけではなく、〝学生のため〟〝実習に穴を空けてはいけない〟という規範意識を強く共有する看護学科にありがちな風潮も影響していたように思います。仲がよかった他の講座の教員にも「入院が実習期間にかぶらないよう調整できなかったの？　そうすればこんなことにならなかったんじゃない？」と言われたことがありました。でも、当時のカリキュラムでは学年をまたいでほぼ通年で実習が入っていたため、重複を避けようとすれば入院できるのは一年先でした。どの教員も状況は同じだとわかっていながら、同僚はそう言ったのです。

また「教授が見つけられない非常勤を講師が見つけてきたら、そりゃ気分が悪いよ」と言う人もいました。看護学科は講座制[*1]で、おそらく他の学部・学科よりも直接的・実際的な職位による上下関係があります。よかれと思った私の行動が、そういう軋轢を生んでしまったのでしょう。このほかにも、その大学では他学部の定員割れを看護学科で補填する傾向が見られました。定員八十名のところ毎年一〇〇人前後の入学生がいても、教員は定員八〇人に合わせた人員配置のままで、そもそも教員の定員が充足していませんでした。

こうした環境で働く教員は、心理的にも身体的にも余裕がなくなり、仲間同士で生じる負担の差に敏感になっていたように思います。そのため、代替要員を雇用して休むということそのものが批判される対象となっていたのではないかと、今になって思い返します。

＊1　大学内の教育研究の責任体制を確立し、教授の各専攻分野における責任を明確にして当該分野における教育研究を深く究めることなどを目的として導入されたもの。硬直的・閉鎖的な運用に陥る例も見られるため、平成 13 年の大学設置基準改正以降、私立・公立大学ともに講座制や学科目制以外の教員組織が設けられている例が増えている。（参考：文部科学省「講座制・学科目制等の教員組織の在り方について」https://www.mext.go.jp/b_menu/shingi/chukyo/chukyo4/houkoku/attach/1342440.htm）

「いるだけでつらい」という状況は、人間の生きる力を削ぎ取る

そのような状況において、私が経験した唯一で最も効果的な対処は、その場から離れるということでした。ハラスメントを行う個人との距離、そういう雰囲気をもつ組織との距離をとることで、自分自身を安定させ、私を正気に戻してくれた師長のような人とも出会えました。実習中は大学から離れ、最終的には退職して職場を変えることでそれができたのです。

「ただそこに存在するだけでつらい」という状況によって、人間は体力も精神力も意欲も思考力も削り取られて、目的もなく耐えるだけの時間を過ごしてしまうことになります。距離をとり離れることは逃げるのではなく自分を取り戻すための積極的な行動だと思います。

…

ハラスメント相談員より◉病休を取るにあたり三週間手伝ってくれる人を見つけてきたのに、それを却下して、入院中に指導をさせることにしたとは、X教授だけでなく学部長にも驚かざるを得ません。まともな看護教育のできる人たちなのでしょうか。非常勤で三週間のつもりで実習助手を勤めた人が、その後、都合がつけば教授の実習も手伝ってくれた可能性もあったはずです。「教授が見つけられない非常勤を講師が見つけてきて、気分が悪い」と思ったとしても、人手不足で休めない状態のちょっとした緩和であることはX教授も学部長もわかっているでしょう。合理的な考えも適正な勤務管理もできない管理職です。

入院しても休ませないという考えでは次々に人が辞めていくのは当然で、いつまでたっても教員が不足し、十分な看護教育ができない状況は変わらないでしょう。こういうところで学ぶ学生さんも気の毒です。

精神科医・産業医より◉五年以上経っているにもかかわらず、今でも思い出すと涙が出る。アオイさんの体験はそれほどつらいものでした。アオイさんの心と身体があげていた悲鳴が聞こえるようです。

理由はなんであれ「ただそこに存在するだけでつらい」という状況からは一刻も早く脱出するしかありません。けれど、「体力も精神力も意欲も思考力も削り取」られ続けると、いつしか「職員の健康よりも大学運営の充実を選ぶ大学」の不正な価値観を受け入れ、マインドコントロールされる危険性もあります。そのような中、アオイさんは「自分を取り戻すため」に力を振り絞って脱出されました。誇り高く、同じ苦しみにある人に勇気を与える行動だったと思います。

〈ケース③〉

あんなに好きだった仕事への熱意と自信を奪われて

ユリさん（北陸地方／血液内科病棟 主任看護師）

「師長と刺し違える」覚悟を決める

今から三年ほど前に異動した先の師長は、当初私のことを非常にかわいがってくれました。ただ、その様子を見ていたスタッフの反応にいつも違和感がありました。どこかよそよそしい不自然さがあったのです。そして次第に、私と入れ違いで異動した主任と師長の関係がかなりこじれていたこと、師長への反感で退職していった人が複数名いることを耳にするようになりました。また、師長がスタッフを怒鳴りつけたり、気に入らない人にきついシフトを組んだりするのを多く目にするようになりました。

そのため病棟では、何かが起きても「師長に話すと怒られるから言わない」といった隠しごとが常態化していました。こうしたことから師長は管理職として果たすべきことができていないのだと、だんだんわかってきました。この歪んだ状況からスタッフを守りたい、患者のケアをきちんとしたいという思いから、主任である私は病棟が円滑に回るよう真摯に働いていました。

あるとき、数名のスタッフをある業務担当から外すように師長がリーダーへ周知したことがきっかけとなり、病棟中で反感の声が上がりました。師長は「解決済みのことだ」と言って抵抗を示しましたが、病棟メンバーの多くが納得していなかったため、私はこの状況を収めるためには事実関係を明らかにする必要があると思い、看護部長の許可を得てスタッフたちにヒアリングを行いました。匿名化した結果を看護部長に出したところ、「師長がスタッフに謝らなければいけない」という判断が出されました。師長は納得しませんでしたが、結果的には師長と主任の連名という形で該当するスタッフたちに謝罪文が渡され、病棟は落ち着きを取り戻しました。

どこかでまだ自分は必要とされていると信じていた

しかしそれは師長の意に反する行動でした。本人の性格やこれまでの行動を考えれば、おそらく次は私が攻撃対象になるだろう、そしてもうこの病棟には残れないだろうと思っていました。ただ、主任である私にはこのような状況を変える責任があり、そのためには「師長と刺し違える」しかないと次第に覚悟が固まっていきました。

案の定、後日師長から「あれは誰が結果をまとめたのか」という発言があり、そこから私に対する圧力がきつくなっていきました。なかでも印象に残っているのが、私の主任業務に対する評価面接で「あなたの指導の仕方を不愉快に思っている人がいる。複数のスタッフがそう思っている」と言われたことでした。私はそれを聞き怖くなりました。今までスタッフを守ってきたつもりですし、自分の仕事に誇りを持ちしっかりやってきたのに、そんなふうに感じている人がいるのだと思い、――そうした声が本当にあったのか事実を確かめようもない中で――スタッフにどこか不信感をもつようになってしまいました。それからは、以前のように自信を持って仕事をすることができなくなり、きつい思いをしながら頑張る意味を次第に失っていきました。

しかしそのうちに、「このまま閉鎖的な世界にいたのでは自分がだめになってしまう」「いずれ辞めて別のところで働こう、自信を取り戻すためにある専門分野をしっかりと病院外で勉強したい」と考えるようになりました。その相談を師長に持ちかけると「じゃあ辞めるんでしょう」と言われ、そのときはっきりと「ああ、やっぱり私に辞めてほしいんだ」と確信したのです。それまでは、どこかで漠然と自分はまだ必要とされているのだと考えようとしていたのだと思います。

それを聞いてからは、もう勉強する意欲も働く熱意もなくなり、そのうち死んでしまいたいとさえ思うようにもなって、仕事も生活も身が入らない日々を送っていました。そうして集中力を欠いていたせいか、ある日ついに交通事故を起こしてしまいました。大事にはならなかったのですが「こんな状態ではいけない。自分をもっと大切にしよう」と悟り、退職を決意しました。辞意を告げてからも師長からさまざまな嫌がらせを受けました。そして退職する日、師長から呼ばれ「嫌なことをしました。ごめんなさい」と言われましたが、嫌なことがたくさんありすぎて、一体何を指しているのかもわかりませんでした。私は一言、「師長さんが心配です」とだけ伝えました。

今は退職し、別の医療機関で明るさと自信を取り戻して働いています。

師長を「モンスター」にしたのは誰なのか

その病棟では何年にもわたって常に退職者が多く、中には師長が理由であることを伝え辞めていったのにもかかわらず、人事や看護部長は「忙しい病棟だから人が居着かないのだ」と、常に問題をすり替えていました。私のように師長に対して声を上げた人が嫌がらせを受けて働き続けられなくなっても、看護部長は「師長には注意をした」と言うだけです。むしろ師長は、看護部長が自分の後ろ盾であるような発言もしていました。病棟で一番上の立場にある人がハラスメントを行うと、それを諫めることができるのは看護部長しかいません。しかし、看護部長がそれをしてこなかったことが、師長の不適切な言動をエスカレートさせ、多くの退職者を出す結果につながったのだと思います。他のスタッフは自分に火の粉が降りかかってくることを恐れ、理不尽な行為をただ見ているだけです。自分もそうされるという恐怖を植え付けられていたのだと思います。

病棟で生じていた一連の問題を、病院のハラスメント窓口に相談したところ、「それはこの窓口では扱っていない」と言われ、その場で看護部長に連絡をされてしまいました。看護部長からは「師長にはハラスメントの意図はなく、あなたの気にしすぎだ」と言われ、「私から注意をしておく」と訴え自体も受け付けてもらえませんでした。さらには部長がそのことを師長に伝えたために、私が嫌がらせのターゲットにされる一因になってしまったのです。

他の退職したスタッフの中にも、看護部長やハラスメント窓口に訴えていた人がいましたが、毎回何の動きもありませんでした。看護部長は私が退職する際に、「師長を閑職に異動させる予定だ」と、ちょっと誇らしげに伝えてきました。それを聞いて「怖いな……」と思いました。看護部長の容認とも取れる態度が師長を「手に負えないモンスター」にしたのに、都合が悪くなるとトカゲのしっぽ切りなのだと思いました。

このような組織では誰に何を言っても無駄です。唯一できる対処は出ていくことです。他の退職者もそう判断して正しかったと思います。ただ、今でも当時のスタッフとはつながりがあり、私の思いが伝わっていた部分もあったと感じられることが唯一の救いです。

…

ハラスメント相談員より◉中間管理職として病棟が円滑に回るように努めておられた仕事ぶりについての良い評価を、現場スタッフや看護部長からユリさんに伝えられていれば、師長が言った「スタッフが不満を持っている」という、本当かどうかわからない発言に自信が揺らぐことはなかっただろうと思います。「苦労して病棟をまとめてくれてありがとう」といった言葉が誰からも発せられなかったとすれば、スタッフたちも今までの経験から、自身に攻撃の矛先が向くことに戦々恐々としていたのだと思います。
　師長一人のハラスメント言動が周囲の性質も刺々しくし、感謝やねぎらいの言葉が失われてしまう環境をつくってしまうのです。

精神科医・産業医より◉ユリさんは主任として精力的に活動され、師長とスタッフとの軋轢を宥和するための努力を「師長と刺し違える」覚悟でされた結果、そのことで師長から恨まれ、ハラスメントのターゲットにされてしまいました。ハラスメント窓口や看護部長に相談してもまともに取りあわれず、打ちひしがれたユリさんは退職を決意されました。看護部長も師長もまるでそれを待ち望んでいたようでした。師長に対して決死の覚悟で挑んだユリさんに、看護部長は当初は協力したようですが、後になってあっさり梯子を外し、ユリさんを孤立させました。
　ユリさんのように、職場の問題に全力で取り組む職員は職場の宝でこそあれ、「トカゲのしっぽ」ではないはずです。看護部長や師長、ひいてはハラスメント窓口の老獪さが目に余ります。ここには、さまざまなスキルが駆使されている「怖さ」が示されています。

〈ケース④〉

管理者も担当事務もハラスメント行為を放置

「あなたには専門性がないから」

タロウさん（東北地方／看護系大学 准教授）

　入職直後からそれは始まりました。あるとき他教員がいる前で、X教授から「他領域の学位論文の副査の依頼があなたへ来ていたが、あなたには専門性がないので断っておきました」と言われたのです。そして実際に、依頼をしてきた他の教授に対して「彼（タロウさん）には専門性がないから」という理由で断っていたことを知りました。その後もたびたび「あなたには専門性がない」と言われ続けたため、私としてはその言葉を繰り返し言われるのは不快である旨を伝えましたが、その後も変わりませんでした。「専門性がない」とは何を意味するのか私にはまったく心当たりがありませんでした。それは、馬鹿野郎などのわかりやすい罵倒するセリフではありませんが、教員としてのアイデンティティを挫くような攻撃性の高い言葉でした。
　X教授の私に対する態度や接し方は、他の教員とは明らかに異なっていました。たとえば実習病院での打合せでは、私にだけ挨拶や自己紹介をさせないのです。そうした不当な扱いは次第にエスカレートしていき、無断で外部委員会の委員を外されたり、学部・大学院の科目者名から外されたり、教室内で私にだけ業務上の情報が届かなかったり、教室内運営について私が知らないうちにすべてを決定されていたりしました。

そのような状況が続き、私は入職後数か月で不調を来し精神科を受診し始めました。状況が深刻になってきたため、X教授に対し「治療を要するまでになっているため、職位に応じた量の業務を割り振ってほしい」とメールを送ったところ、そのようなデリケートな内容にもかかわらず、無断で部下のアドレスに同報で返信をしてくるなどのプライバシー侵害もありました。

私が在籍していた職場は講座制であったため、すべてをX教授が独断で決める状況にありました。講座運営の最終責任者であっても、このようにあらゆることすべてを教授だけで決めているところはかなりまれです。相談した管理職であるZ教授の話では私以外にも前例があったことから、こうした状況がハラスメントの温床となっていたと思われます。

また、X教授に見られる特性を挙げるとすれば、普段から他教員の批判を繰り返し言ったりするほか、自身が他の教授から注意を受けたときの被害意識が強く、その言動に対する不満や文句を教室員に言うなどの傾向がありました。マウントを取るような行為や言動も多く、相手の存在を無視し踏みつけることで自らの優位性を誇示するのです。他方で、ターゲット以外には親切に振る舞うため、領域外の教員から見るとハラスメント加害者であることが見えにくいかもしれません。

「面倒くさいから三人で話しましょう」

入職から数か月後に、ハラスメントの相談担当部署とZ管理職に相談をしました。Z教授は私が着任する以前からX教授による他の教員への同様の問題を把握しており、今後指導をしていくと約束してくれました。

理解を得られたと感じていくらか安堵したのですが、実際には状況は何も変わらずハラスメント行為は継続されたため、耐えかねて二度目の面談をしました。その際には「面倒くさいから(X教授と)三人で話しましょう」「(実習病院で)自己紹介ができなかったというけど、自分が話を割って話せばよかっただけじゃないか」などと言われ、管理職として職場環境を改善する義務を放棄するような態度でした。

それればかりか、X教授が担っていた学科内の役職は新しい人事でも更新されており、加害を続ける人物を力のあるポジションに置き続けたZ教授の責任も大きいと思います。ハラスメントの容認と言っても過言ではなく、こうした対応の継続が、他領域でも複数の問題が発生していた遠因になっていたと考えます。

一方、ハラスメントの申し立てをした者は心理専門員の相談を受けることが規定にありました。これについては迅速な対応をとってくれ、一般的なカウンセリングを受けました。またその後、人事課へも被害の状況と職場の環境改善を依頼するメールを送ったところ「他に報告がないので、対応に困ります」という返事が来ました。加害者自ら申告をしてくるわけがないのですから、まず一人でも被害があることを認知した時点でなんらかの対策を取るべきです。これについても対応義務の違反だと私は思っています。

「自分が悪いのだ」と思い込まされてしまう

私がX教授に受けた理不尽な扱いは、厚生労働省が定義する「ハラスメントの類型と種類」(30ページ参照)に照らし合わせると、「過小な要求」「人間関係からの切り離し」「精神的な攻撃」という類型に該当します。このようなことを私はこれまで経験したことはありません。日々そのような扱いにさらされ続けることで、「私はこの大学では全く必要のない人間なのだ」「私が悪いのだ、本当に専門性がないのだ」と思い悩むようになりました。大学教員として人一倍努力し実績も上げてきたのに、理由もなく一方的に「専門性がない」と言われ続け、これまでの努力が無駄だったのではないかと思うようになってしまったのです。

さらに、ハラスメント事案というものは法制度に則って適切に対処されるのだと信じていたのに、実際には管理職も担当事務も問題を放置し続けました。状況を改善させる手立てが学内にはもはやないのだと思い知らされたとき、出口がどこにもない、途方もなく暗い世界へ自分だけが押しやられたような気になりました。そうして、このような環境に身を置いてしまったことが原因で、うつ病を患ってしまいました。

ただ、私の場合は幸いなことに、これまでに知り合った多くの先生や友人が支えて下さいました。〝苦しい世界〟にいながらも、仲間の存在のありがたさ・かけがえのなさにより気づくこともできました。

⋮

ハラスメント相談員より◉「専門性がない」との発言、挨拶や自己紹介をさせないという無視、委員会の委員を外す、教育科目の担当者名から外す、業務上の情報を伝えない、教室内の運営について一人だけ外す、といったことは典型的なハラスメントです。

これらの管理職の対応には問題があります。X教授に対してハラスメントをしないように指導・研修を行っていないことはもちろん、被害を受けているタロウさんに対し、安心して働けるような環境改善を行わなかったことが一番の問題です。X教授との関係を切り離して教育も研究もできるように、管理職として対処できたはずです。組織が救ってくれない状態に置かれたタロウさんは絶望の淵に追いやられ、本当につらかったでしょう。

精神科医・産業医より◉タロウさんは、ご自身でも理解されているとおり、大変厳しい状況に置かれていたと思います。まさに「出口なし」の状況の中で「自分が悪いのだ」と思い込まされてうつ病にまでなられた。けれどもタロウさんは、X教授のしていることがハラスメントであり、担当部署に訴えてもまともに取り合ってもらえないことまで認識されたのですから、「自分は悪くない、X教授が悪い、大学組織も悪い」という認識も持たれていると思います。その認識を強く持っていただきたいです。

多くの先生や友人に支えられているのですから、タロウさんは信頼に足る人柄の持ち主であって、決して「悪い人」ではありません。ハラスメント状況をどのように抜け出すかが重要ですが、その際にも、多くのお仲間たちに協力してもらいながらタロウさんらしい方向に進まれるのがよいように思います。

〈ケース⑤〉

開き直って話し合いを求め、今はその人と〝和解〟

サクラさん（近畿地方／救命救急センター 主任看護師）

準夜勤中に突然呼び出され、二時間叱責を受ける

私は多くの病床数とスタッフを抱える救命救急センターで、現在は看護師長を務めています。

自分が主任だった八年ほど前の話です。当時の救命救急センターは二名の師長に私を含む四名の主任という管理職体制でした。X師長は当時四〇歳代で何十年もここに勤務しており、センターで一番大きな力を持っている人でした。もう一人のZ師長や他の主任たち、看護部でさえもX師長には強く言えないというパワーバランスが生じていました。

職場環境は人間関係が複雑で退職者が多く、スタッフの勤務表も組めない状態になっていました。「これは

何とかしなければ」と思い、他の主任らと一緒にいろいろ工夫をしようとしていた矢先に、X師長から「話がある」と呼ばれました。私は準夜勤中でしたが、ちょっと持ち場を離れるくらいの感覚で師長室に行ったところ、日勤後の主任二人とX師長がいました。そして突然大きな声で「各部署との連携が取れず、勤務表もつくれない状況になっているのは全部あなたが悪い！」と責め立てられ、二時間ものあいだ師長室に拘束されました。同席していた主任らは黙って聞いているだけで、何もしてくれません。さまざまな努力をしていた私は、どうして自分が責められなければならないのか心外でした。そして翌日から不定愁訴に襲われ、勤務ができない状態になりました。

何もしない管理者や看護部、助けてくれたのは同僚や医師ら

当時はハラスメントという言葉もまだ周知されておらず、院内に訴えの窓口もなかった時代です。今のように病気休養の制度も一般的ではなく、体調を崩すと退職するというのが普通でした。私はどうしていいかわからず、とりあえず公的機関にメンタルサポートの窓口があったので電話相談しました。そこで精神科受診を勧められましたが、薬を飲んでまたすぐ職場に戻るという選択肢は現実的ではないと思い、結局受診はしませんでした。もう一人のZ師長にも相談しましたが、「自分からX師長に何かを言える立場にない」と言われ、取り付く島もありませんでした。看護部の担当副部長にも相談したのですが、やはり「あなたが頑張ってくれたらいい」と言われてしまい、X師長には私が看護部に訴えたこともすぐに伝わりました。自分には頼れるところがないのだと、がっかりしたことを覚えています。

そんなとき、同じ病棟の後輩で普段からよく話をしていたA看護師が私の様子に気づき、「何があったのですか？」と訊いてくれました。そこでX師長とのことをすべて話したところ、Aさんは救命救急センターの医局長に相談してくれて、その医師が「X師長が間違っているから、自分からX師長に話をする」と動いてくれたのです。当然X師長は大激怒です。ですがAさんはさらに、X師長と私の両方をよく知る教育担当のB看護師にも相談してくれました。Bさんは普段からスタッフに対してアサーティブに接してくれる人物で、私のところに来て「つらいと思うけど、これまで積み上げてきたキャリアを諦めると後で後悔するから、強い気持ちを持ってX師長と話をしたほうがいい」と助言してくれました。

X師長と一対一で向き合う

「どうせ大激怒しているのだから」と私も開き直り、「話をしたい」とX師長に持ちかけました。すると師長も「話がしたかった」ということで場が設けられたのですが、師長はそこに先日呼び出されたとき傍観していた主任を一人連れてきたのです。私は「師長にだけ味方がいるのはフェアではない」と伝え、二人で話をしたいと言ってその日は離席しました。

後日、他者の目がある病院外でX師長と一対一で話をしました。相手の主張はこれまでと同じで「自分は悪くない、連携ができなくなったのはあなたが悪い」と繰り返していました。私も怯まずに、「主任としてなんとかしようと、このような努力をしていたのだ」と伝えたところ、「それはわかった」ということで、その日は終わりました。三回目は院内で話しましたが、やはりまた同じ展開です。そんなふうにこのままお互いを責めていても解決しないので、相手を傷つけるような発言はしないなど、具体的な約束事を決めて一時休戦的な〝和解〟をし、感情と仕事を分けて病棟運営に注力することにしました。

その後、X師長から私に何かしてくることはありませんでした。おそらく話し合いの場を持ったことが、攻撃のエスカレートを止めたのだと思います。しかしその代わりに別のスタッフをターゲットにして同じように責め立てることが二件続けて発生し、ついにX師長は長く勤務していた救命救急センターから別の部署へ異動になりました。さらにその部署でもまた同じことを繰り返し、結局は退職することになりました。その後、次に就職した施設でもまた同様の行動をとっていると人づてに聞きました。

それぞれの立場も変わり、今では〝和解〟に

看護部では「どうしてあの人を師長にしたのか？」という声もありました。私はXさんが主任だった頃から知っています。当時から強く人にあたるところはありましたが、仕事はできる人で、私もたくさんのことを教えてもらいました。自身が師長という立場になってわかるようになったのですが、Xさんはプレッシャーに弱いところがあり、重圧に耐えられなくなる様を人に見せたくないため、問題が起きると「周りの人が悪いのだ」と言い、他者を攻撃するようになっていたのだと思います。

そんな目に遭わされた私がXさんと〝和解〟したこ

とは、少し珍しく映るかもしれませんが、もちろんしばらくは許せない気持ちでした。当時は退職も考えましたが、年齢的なこともあり、今よりも条件が悪くなる職場しか求人がありませんでした。「こんなひどい目に遭っているのに、さらに待遇まで下がるところで働くなんて納得できない」と思い、もうしばらくやりたいという気持ちになっていきました。

そうこうするうちに、院外でのある仕事でXさんと一緒になる機会が増え、二人でご飯を食べたり、一緒に帰ったりを繰り返す中で、次第に本当の意味での和解に至りました。今でも会う機会があり、当時を振り返ってもXさんは「大変だったね」というだけで謝罪は一切ありません。そういう人なのです。

私はあのとき、なんとか踏ん張って職場に残ったことで、やりたいこともできているので、つらかったけど踏みとどまってよかったと思っています。それも、私を支えてくれた三人（A看護師・医局長・教育職のB看護師）のおかげです。ハラスメントに悩んだとき、辞めることも一つの選択であり悪いことだとは思いませんが、後悔しない選択をするということがやはり大事だと、今振り返っても思います。

そして、今はハラスメントを訴える窓口がどこの組織にもあります。私が勤める病院でも相談機能が整備されるようになり、対応にあたるのが病院のトップたちなので、誰が打ち明けに来ても公平にものが言えることが強みだと思います。適切に介入できたおかげで、退職に至らず労働環境が守られている事案も目にしています。ハラスメントを訴えるには勇気が必要ですが、自分一人ではなく周囲のサポートを得て訴えてもいいのではないかと思います。それは私がX師長との関係、そしてその後の管理職経験から学んだことでした。

・・・

ハラスメント相談員より◉同僚のAさんや医局長、Bさんが相談に乗ってくれ、サポートしてくれたことがサクラさんに師長と向き合う勇気を与えてくれたのだと思います。二時間も叱責を受けた師長を相手に話し合いをし、最終的に〝和解〟されたサクラさんの冷静な対応には頭が下がります。良い解決を導かれたサクラさん、そしてAさん、医局長、Bさんに拍手です。

精神科医・産業医より◉サクラさんは紆余曲折ののちに、ハラスメント加害者であったX師長と直接対決することを選び、三回の交渉の結果、「相手を傷つけるような発言はしないなど、具体的な約束事を決めて一時休戦的な〝和解〟」を結ぶに至りました。勇気みなぎる行動だったと思います。

その後X師長は攻撃を他のスタッフに向けるようになり、部署異動しても変わらず、結局退職しましたがサクラさんとの交流は続き、「次第に本当の意味での和解」に至ります。

X師長からの謝罪はいまだにありませんが、サクラさんがX師長の弱さや心情を理解されたことがこのような和解につながったと思われます。加害者との和解は通常は非常に困難なことですが、ハラスメントの当事者同士の人間関係を変えられる場合もある、ということを示してくれる貴重な事例だと思います。

〈ケース⑥〉

心がけたのは「プラスマイナスゼロ」

ジロウさん（中国地方／看護系大学 講師）

新しい教授が就任し、すべてが変わった

以前に勤務していた大学の講座で私より上の職位であった教授や同僚の講師らが一斉に退職し、新任のZ教授とQ准教授が入職することになりました。必然的に講座に残った講師である私がいろいろなことを知っている人、という立場になりました。

そして新しい体制で年間のカリキュラムがスタートする中で、徐々にZ教授やX助教から、私に対する風当たりが強いなと感じるようになったのです。たとえば演習中、学生がいる前で注意を受けたり、試験の打ち合わせで他の教員の面前で尊重に欠く態度を示されたりしました。また、X助教からは演習の担当グループが時間どおりにできなかったことを責めるようなメールを突然送られたりもしました。

そしてある日、私が実習先病院の窓口として担当した実習の運営の仕方が教授の方針に合わず、長時間の叱責を受けることがありました。この出来事によって、それまで積み重なってきたつらい気持ちが限界を超えてしまい、通勤や勤務ができない状態になりました。

以前の教授とは考え方を共有できたので、仕事自体は大変だったけれど自分としては働きやすく感じていました。そんな上司が突然去っていったのは残念だったし不安もあったのですが、新しい教授のもとで心新たに頑張ろうと思っていたのです。しかし、状況は思いもよらず悪く変わってしまいました。

そしてあの日、教授からの叱責を受けた帰り道で心身が硬直状態になり、「もう無理だ」という言葉しか思い浮かばなくなっていました。翌朝、教授に「しばらく休む」とメール連絡を入れ、学部長にこれまで受けてきたハラスメントの内容を記したメールを送りました。

退職を選んでも、成功体験がなければ解決したとは言えない

「しばらく休む」とメールした翌日、携帯電話に学部長から直接連絡がありました。その後三～四回、学外で直接会って話をしたのですが、そのとき、学部長は私の話を受け入れてくれていたと思います。また、思い悩む日々の中で自分が受けている理不尽な対応について新しいQ准教授には相談していました。Qさんは人当たりがよく、私の話をいつもよく聞いてくれていました。

四か月間休職し、自分の意思で大学に復帰連絡をしました。職場へ戻り講座内を挨拶に回ると、Z教授とX助教は電話にも対面にも応じず、居留守を使いました。

数日後、学部長からの提案で、学部長・学科長立会いのもとZ教授・X助教を含む講座内全体で面談が行われました。そこでX助教から「あなたが悪い。あなたの問題に私たちが巻き込まれていい迷惑だ」と言われました。また、Z教授は同席していた学部長に対し、「この講座に彼（ジロウさん）がいられないというのなら、代わりにX助教たちを講師に昇格してほしい」と言い、学部長はそれに応じています。面談中、誰からも私を擁護するような発言はなく皆ただ黙っているだけでした。Q准教授も人当たりがいいだけだとわかり、完全に信頼できる人は誰もいないとわかった瞬間でした。終了後、学部長室でそばについていた学科長に、私は号泣しながら「もうここにはいられない」と伝えました。

こうした出来事を休職中に通っていた心理カウンセラーに伝えると、「結果的には荒療治となったがよく頑張った。だけど今辞めてはいけない、この状況から成功体験を得ないと本当の意味で解決したとは言えない」と言われました。

数日後、学部長が私に他講座への異動を提案してきました。すでに退職願も書いていたのですが、心理カウンセラーの忠告もあったため、退職は思いとどまりました。その後、異動先で二年勤め体調も改善し、講座内の人々が徐々に退職していきました。私が元気を取り戻していった一方で、敵対した教授のほうが学内で私を見かけると隠れるような行動を見せるようになりました。また、当時よく話を聞いてくれたQ准教授に対しても、時間がたち冷静に振り返ると「人当たりはいいけど、結局何もしてくれなかった人」という見方に変わってきました。

こうしてどうにか自分を取り戻し、次の目標ができたところで退職を決意しました。最終勤務日、Z教授が「何もしてあげられなかった」と詫びともいえる挨拶をして

きました。この経験があったのでカウンセラーの忠告の意味が実感でき、自分自身についても振り返りができ、人との接し方や発言の受け止め方において、自分にどのような傾向があるのかわかるようになりました。

後になって「孤独ではない」とわかった

大学の経営状態が人事に影響を与えることで、人が入れ替わりやすい状況が生まれます。それにより組織のあり方が好転する場合もあるでしょうが、私の身に起きたことは、そうした変化が人的な質の悪化につながったことにより生じたと思っています。

ハラスメントに悩む私に対し、学部長や学科長をはじめ、別講座の教員からは公平・公正に接してもらいました。特に管理者には、講座異動後に私だけ部屋を別棟に移し、Z教授らから物理的な距離がとれるよう配慮してもらえたことで、とても安心して働けました。もしトラブル後すぐに辞めていたら、こうした経験はできなかったため、苦しい中でも親身に私を支えてくれる人を得ることができたという、前向きな成功体験を築けなかったでしょう。

組織内でのトラブルはとてもつらいですが、「孤独ではない」ということも後になってわかってきました。敵もいますが、必ず自分を評価してくれる人や公平に接してくれる人はいるものです。つらい場所であってもとどまってみることで、思いがけずそれがわかってくるのです。こうしたプラスの経験をして「プラスマイナスゼロ」の状況にしておかなければ、この先、自分の中で「マイナス」経験を抱えたまま新しい職場に移ることになります。負の状態からの再出発はとても厳しいものになるはずですから。

「本当の敵」はなぜ私を陥れようとしたのか

「本当の敵」は、直接対峙した人とは別にいます。ある人を陥れたいと本当に思っている人は、みずから本人と直接対峙するような行動をとらないものです。私の場合も、Z教授はおそらくX助教にコントロールされていたのだと思います。

しかし、そのX助教も、最初から私のことを〈陥れるべき人〉として見ていたわけではないでしょう。いろいろな状況の変化、組織の変化、人の変化、人の心の変化が絡み合って、私を〈陥れるべき人〉とみるようになってきたのだと思います。おそらく私自身の何気ない発言や行動の中に「陥れるべき理由」が含まれていたのか、あるいは(こいつだったら陥れることができる)という判断がX助教の中にうまれたのか。いずれにせよ、私の中にある何かと相手の中にある何かが相容れなくなり、対峙することになったのだと今は考えています。だから、加害者の特徴というよりも、加害者になる人とは、常に自分自身との関係性の中にいる人であり、ハラスメントのターゲットは加害者のテリトリーの中（常に手の届く範囲）にいる人であるといえます。

　私は、上司や同僚が抜けた分の課題を一人で抱え込みすぎていました。加害者はきっと私のそのような態度を間近で見て何かを思い、あのような行動をするに至ったのでしょう。

…

ハラスメント相談員より◉ジロウさんの場合は、学部長・学科長はじめ他の講座の教員の人たちの支えがあったことが辞めずに働けたことにつながりました。Z教授やX助教と物理的にも完全に離れたところに部屋を移すという環境改善がなされたことで、安心して働けるようになったのだと思います。こういった環境改善措置は、ハラスメントの認定の有無にかかわらず、迅速に行ってほしいことです。

　なおジロウさんは、Q准教授は人当たりが良いが結局何をしてくれなかった人と言っておられますが、立場上何もできないけれど話を聞いて寄り添うことは、被害者を孤独にしないという点で、やはり重要なサポートです。もしQ准教授が教授や助教と一緒になって敵対的であったとしたら、状況は全然違っていたと思います。その意味で、Q准教授も解決のうえで貴重な存在であったと考えられます。

精神科医・産業医より◉ハラスメント対策としては、学部長や学科長、別講座の教員から公平・公正に接してもらえたのは大変素晴らしいことだったと思いました。「公平さ・公正さ」がいかに大切であるかがよくわかります。逆に言えば、「公平さ・公正さ」の光が届かない場所でハラスメントという怪物が生まれ、またその怪物によって「公平さ・公正さ」が蝕まれていくという悪循環が生まれます。

　また、「本当の敵」にまで考察が及んでいる点が素晴らしいと思いました。ハラスメント状況をくぐり抜けることで深い洞察を得られており、ここにも心理カウンセリングを受けられた成果が現れているように見受けられます。

〈ケース⑦〉

ハラスメント問題をいかに管理するか

スミレさん（近畿地方・救命救急センター 看護師長）

スタッフは管理者が思うほど悪くはない

私は看護師歴約一五年で、師長として七年目になります。現在は救命救急センターに勤務していますが、当院では看護師が「一番行きたくない部署」として挙げるほど、長年複数の課題を抱えており、退職していく医師や看護師が後をたたない状況でした。看護師の間では上司や年長者による部下・同僚への圧力が強く、指導という名のいじめやハラスメントに至る例もみられました。

そこへ異動するにあたり、看護部長からは「どんなところか見てほしい。相当大変だから」と言われ、ならばなぜ看護部としてこれまで対策を講じてこなかったのか疑問に感じました。スタッフというのは管理者が思うほど悪くはなく、起きていることはマネジメントの結果であるというのが私の考えでした。

そこで私は、まず徹底してスタッフの思いを傾聴しました。そこからわかったのが、教育体制と労務管理の問題です。教育に関しては、新人や中堅よりも特にリーダー教育に課題があることが見えてきたので、研修を通してリーダーシップをいかに獲得し発揮していくかを重視し、指導を強化していきました。労務管理については、立場の強いスタッフからの圧力で休日出勤をさせるような風潮がありましたが、それは熱意というものを誤ったやり方で表現しているととらえ、これもリーダー層の教育体制を整えることで解決されました。こうした取り組みで退職者はほぼゼロにまで減り、看護師同士の軋轢も解消されていきました。

介入の難しい、医師によるハラスメント行為

しかし、看護師の問題が解決していく一方で、今でも対応の難しさを感じているのが医師によるハラスメントです。救命救急センターに所属するX医師は、前の職場でもハラスメント加害によるトラブルを起こし、当院へ移ってきた人物です。看護師や研修医など、自分より立場が低いと見なした相手に対して「使える人」「使えない人」という区分けをし、「使えない人」に分類された看護師を緊急の処置の場でも完全に無視するのです。さらに、治療中に声を荒げたり、緊迫した処置中に自分が曖昧な指示を出したにもかかわらず、思いどおりの動きをしてくれないことに怒りスタッフの肩を押したり、襟首を掴んだりすることもありました。

また、スタッフだけでなく患者や家族に対しても高圧的な態度であるため、クレームが入ることももちろんあります。こうした振る舞いに対し、その場に私がいる際には管理者としてX医師にはっきりと注意をし、その事実をX医師の上席である副院長のA医師に

必ず報告して、毎回本人に対し指導をしてもらいます。被害を受けたスタッフにも必ず起きたことを実名でレポートにするよう指導していますが、X医師がそれを逆恨みして「覚えてろよ！」と、看護師に脅しをかけることもありました。

看護部はただ静観するばかり

もちろんこうした振る舞いは、医療安全推進室に報告され、看護部にはX医師の行いが記録されたレポートが届けられています。しかし、いつも看護部の担当者はただ静観する姿勢を変えません。救命救急センター所属の看護師は、看護部とセンターの両方に所属し、多くの部分を看護部が管理していますが、医師が絡む問題になるとセンター管理とされ、一切介入してこないのです。

そこで私は、X医師の脅しともとれる発言を看護部長へ直接伝えもしましたが、部長は初めて耳にするように驚いていました。すぐに注意をするという回答がありましたが、言うだけでは何も変わらないのは目に見えています。私は、看護部は看護師を守ることが大事な仕事だと思っています。にもかかわらず、ただ傍観者のように振る舞っていることに腹立たしさを感じます。

X医師の案件で一番難しいと感じているのは、正当なルートを通して複数回注意をしても行動変容が見られないことであり、継続的にしつこくハラスメント行為をしていることで、まさに手に負えない状況です。もし海外であれば一発で退職になるような行為を日々繰り返しているのに、それを放置すれば周囲にいる職員が安全に働くことができません。これは組織として大きな問題だと思います。

問題を曖昧にせず本人や管理者が声を上げられるように

こうした中で師長としてできることは、まず当事者である看護師一人ひとりに起きた出来事を曖昧にしたり隠したりせずに、本人や上司がきちんと発信できる力を養うようにすることです。そうすれば日々の不適切な出来事はすべてレポートとして記録され、公式なルートに乗り、医療安全推進室など当該部署に事実がデータとして蓄積されることにつながります。そしてとくにこの経験から私自身が学んだことは、どの部門やどの人がどのような力を持っていて、解決につながる資源はどこにあるのかを見極め介入していくことの重要さです。それは副院長のA医師であり、医療安全推進室でした。両者の連携を得られたことで、私がハラスメント調査委員会に伝えたX医師の問題行為の具体的内容が院長にまで届きました。院長は事態を重くとらえA医師にX医師へ退職を促すよう指示を出しましたが、その後さまざまな経緯があり、現在もまだX医師は在職しています。

従来からそうであったように、X医師の行為に対しスタッフが声を上げたとき、管理職が「仕方がないこと」として扱ってしまうと、それは「守ってもらえないのだ」というメッセージとして伝わり、当人だけでなく組織全体の無力感につながります。ある意味抑圧されているといえる看護師は、声を上げること自体ができずにいることが多いと思います。「自分たちは守られている」という安心感を与えること、それがハラスメント事案への対応も含めた管理職の役割であり、困難な出来事に対峙していくときに重要になることだと思います。

…

ハラスメント相談員より◉スミレさんがリーダー教育や労務管理の改善に取り組まれ、退職者もほぼゼロにまで減少させて、看護師同士の軋轢も解消したことは非常に高く評価できます。X医師のハラスメント行為についてもきちんと問題にされ、副院長や医療安全推進室が動き、院長も重大問題としてとらえるようになりました。X医師がまだ辞めずにとどまっていたとしても、働く環境は改善の方向に向かっているのではないかと推察されます。

これからも病院で働く職員の人たちのハラスメント問題に取り組んでください。

精神科医・産業医より◉職場のハラスメント問題に対し、スミレさんが管理職の立場で真摯に取り組んでこられたことがよくわかります。徹底してスタッフから話を聞くことで組織の抱える構造的問題を発見し、それに対し具体的な対策を講じることで問題解決につなげた手腕は見事だと思います。

しかし、それほどの力量のあるスミレさんであっても医師のハラスメント対策には難渋されました。看護部や診療部が本腰を入れた対応をしてくれなかったのですから無理もありませんが、そこであきらめず、「起きた出来事を曖昧にしたり隠したりせずに、本人や上司がきちんと発信できる力を養うようにすること」と、「解決に至る資源がどこにあるのかを見極め介入していくこと」を大切に粘り強く対峙されました。このような姿勢こそが「組織全体の無力感」を打破する原動力になると思います。

〈コメント執筆〉
・「ハラスメント相談員」――**御輿 久美子**（特定非営利活動法人アカデミック・ハラスメントをなくすネットワーク代表理事）
・「精神科医・産業医」――**杉林 稔**（愛仁会高槻病院精神科主任部長）

パワー・ハラスメントと看護職

安部 陽子・末武 友紀子
あべ・きよこ◉日本赤十字看護大学看護管理学 教授
すえたけ・ゆきこ◉日本赤十字看護大学大学院看護学研究科

パワー・ハラスメントとは何か

厚生労働省は「職場のいじめ・嫌がらせ問題に関する円卓会議ワーキング・グループ報告」[1]において、それまで職場のいじめ、嫌がらせ、パワー・ハラスメントとさまざまに呼ばれていた行為に対し、職場の「パワーハラスメント」という呼称を提案しました。そしてこれを「同じ職場で働く者に対して、職務上の地位や人間関係などの職場内の優位性を背景に、業務の適正な範囲を超えて、精神的・身体的苦痛を与える又は職場環境を悪化させる行為」と定義しました。このような行為は、英語圏では「workplace bullying（職場でのいじめ）」、フランス語圏では「harassment（harcèlement）」、欧州では「mobbing」と呼ばれ、多少の差異はありますが、おおむね同等の概念として認識されています。[2]

職場の「パワーハラスメント」の定義には「優位性」という言葉が出てきますが、文字どおりその加害者と被害者の間には力の差異があると言われます。Robbinsら[3]は、力（power）を「ある者の意思を他者に強要する能力、行動、方法」だと説明しています。このような力は、①他者に罰を与えられる者、②報酬を与えられる者、③正当な権限を有する者、④専門的な知識や技能を有する者、⑤他者から好意を持たれたり、尊敬されたり、憧憬されたりする者が有します。力は実際に行使されるかもしれないし、されないかもしれません。しかし行使できる可能性があると相手に認識されれば、力を有するには十分なのです。

看護の現場では、他の看護職の悪口を言うこと、無視すること、ケアを手伝わないことなどは罰の例であり、仲間に入れてもらうこと、認めてもらうこと、褒められることなどは報酬の例であるかもしれません。また、看護管理者は罰や報酬を管理する正当な権限を有し、他者への影響力があるため力を有します。さらに、看護に関する専門的な知識や技能も力の源泉になります。「先輩看護職から支援を受けられなければ、自分の患者ケア提供に支障が生じる」と、新卒看護職が認識すれば、先輩看護職は新卒看護職に対して力を持つことになり、新卒看護職は先輩看護職に逆らえません。ここでは、新卒看護職が先輩看護職に依存するという関係が生じているのです。このような依存は、先輩看護職が提供できる知識・技能のような資源が新卒看護職にとって重要であり、希少かつ代替できない場合により高くなります。[4]

日本の病院に勤務する看護職の場合、専門的な知識・技能が必要であることや交代でチームを組んで働くことが前提です。とくに夜勤では一緒に働く看護職数が限られるため、同じ職場の看護職から得られる支援は重要・希少かつ代替不可能な資源になり得ます。加えて新卒看護職が先輩看護職に憧れ、先輩看護職に好かれたいと思うあまり、先輩看護職の言いなりになってしまうかもしれません。このようにパワー・ハラスメントの発生には力の差異が関係し、力の発生には依存が関係していると言われます。

パワー・ハラスメントに該当する行為とはどのようなものか

パワー・ハラスメントは、人が受けたくないと思う、望ましくない行為です。「職場のいじめ・嫌がらせ問題に関する円卓会議ワーキング・グループ報告」は、パワー・ハラスメントに当たる行為を「身体的な攻撃」、「精神的な攻撃」、「人間関係からの切り離し」、「過大な要求」、「過小な要求」、「個の侵害」の六つに類型化しました。[5]「身体的な攻撃」の例は暴行・傷害であり、「精神的な攻撃」の例は脅迫、名誉棄損、侮辱、ひどい暴言です。「人間関係からの切り離し」とは隔離、仲間外れ、無視などが該当します。「過大な要求」が不必要な業務•遂行不可能な業務の強制や業務妨害であるのに対して、「過小な要求」は、能力や経験に比して程度の低い業務の付与や業務のはく奪にあたります。そして、「個の侵害」とは、例えば、スマートフォンの通信内容の盗み見、健康状態に関する不必要な質問など、私的なことへの過度な立ち入りです。この類型化は、パワー・ハラスメントに当たる行為を整理したという点では優れていますが、「有給休暇を取らせてもらえない」といった、権利の行使の制限など分類がわかりにくい点もみられます。

どのくらいの人がパワー・ハラスメントを経験しているのか

パワー・ハラスメントの経験を測定する方法は大きく分けて二種類あります。①パワー・ハラスメントの行為のリストを示しそれらの行為を経験したかを問う方法、②パワー・ハラスメントの定義を示し、パワー・ハラスメントを経験したかを問う方法です。[6]これらの測定方法に、パワー・ハラスメントの被害者と非被害者を区別するための頻度や期間を加える場合もあります。例えば「mobbing」という表現で調査を実施したLeymann[7]は、被害者の基準として、週に一回以上、六か月間以上、一種類以上の行為の経験を挙げました。①、②のどちらの方法も、被害者の視点からパワー・ハラスメントの経験を問うものであり、参加者募集の難しさから、とくに加害者を対象とした調査は限られています。

②の方法を用いた「令和二年度 厚生労働省委託事業 職場のハラスメントに関する実態調査」[8]によれば、全国の企業・団体に勤務する二〇～六四歳の男女労働者八、〇〇〇名のうち、過去三年間にパワー・ハラスメントを経験した者は三一・四％でした。また、業種別では、医療・福祉業に属する者（六二〇名）のうち、パワー・ハラスメントの経験者は三五・五％で、全体の割合より高いものでした。

パワー・ハラスメントの呼称が提案されるより前の二〇〇七年に、筆者の安部は日本の病院看護職を対象に職場のいじめ（workplace bullying）の調査を行いました。[9] 分析対象となった一八病院における九四六名の中で、二十三種類の職場のいじめ行為のうち、一種類以上を週に一回以上受けていると回答した者は約一六％でした。その一方で、与えられた定義を踏まえて、過去六か月間のある期間、繰り返し職場のいじめを経験したと回答した者は約一〇％でした。前者は測定方法の①に当たり、後者は測定方法の②に当たります。頻度を週一回以上に限らなければ、「仕事の遂行に必要な情報を与えてもらえない」（五四・五％）、「仕事に関連して恥をかかされたり馬鹿にされたりする」（四〇・二％）、「どなられたり、いきなり怒りの対象にされる」（三三・六％）などの行為は三割以上の看護職が経験していました。反対に、「暴力や身体的危害の脅しを受けたり、実際に危害を受けたりした」（二・四％）を経験した看護職の割合は低いものでした。このように、パワー・ハラスメントを経験している人の割合は測定方法によって大きく異なっています。

何がパワー・ハラスメントを起こすのか

Zapfら[10]はパワー・ハラスメントの加害者側の要因として、①脅かされた自尊心の防衛、②社会的能力の欠如、③組織内の政治活動の結果があると説明しています。先輩看護職は新卒看護職が自分の指示や助言を無視しているように感じ、自尊心を傷つけられたと思う場合に、新卒看護職を攻撃するかもしれません。さらに、加害者に自分の感情をコントロールする社会的能力が欠如しているときも、怒りの感情のはけ口としてパワー・ハラスメントを起こすことがあります。この場合、加害者は自分の行為がパワー・ハラスメントに該当することやその結果として被害者を傷つけること、被害者から訴えられる可能性があることなどを省察したり、想像したりする能力に欠けている可能性があります。加えて組織のメンバーは必ずしも組織目標の達成を目指しているわけではなく、個人の興味の追求や地位の向上を目指している者もいるため、興味の追求や地位の向上のための行為が、組織内の政治活動の結果としてパワー・ハラスメントになる場合もあると考えられます。例えば、ある看護職が看護職（A）とライバル関係にあり、看護職（A）が指導する看護職（B）を貶めることで、看護職（A）をも貶めようとしている場合などです。

被害者の要因としては、①異質者・外部者としての存在、②社会的能力の欠如と自尊心の不足、③成績や業績が極端によい者と集団の暗黙の規範の対立があると言われます[11]。「出る杭は打たれる」と言われますが、集団にとって「私たちとは違う」「私たちの一員ではない」と認知されている者は、パワー・ハラスメントの被害者になりやすく、例えば新卒看護職は、配属部署の一員として認知されるまでは攻撃を受けやすいかもしれません。

加えて、異質者、外部者が集団の暗黙の規範（ルール）を理解しておらず、規範に違反した場合は、規範を遵守させるための圧力として集団のメンバーから攻撃が行われることもあります[12]。暗黙の規範は、組織が大事にする価値観の維持に有用な機能を果たします。その反面、集団で業務を行う看護職が、不合理な規範を無批判に受け継ぐことは、パワー・ハラスメントの誘因となるばかりか、独創的・創造的看護実践の障害になるとも言えるでしょう[13]。

自己主張せず、社会的能力が低く、神経症的傾向が高い者は、他者と対立しやすく、結果的にパワー・ハラスメントの被害者となるという意見もあります[14]。また、成績や業績が極端によい、規則にこだわる、自分のやり方にこだわる、他者の見方を理解できないといった特徴を持つ者も、集団の暗黙の規範に違反することが多く、パワー・ハラスメントの被害者になりやすいことが報告されています[15]。

組織の要因としては、①業務の特徴、②組織文化・風土、③リーダーシップと対立の管理、④組織改革、⑤力と管理があります[16]。業務の特徴としては、役割が曖昧または矛盾している、仕事の要求度が高い、自律性が低く自分で仕事を管理できない、物理的仕事環境が整備されていないなどの場合は、それが労働者の不満、ストレス、対立の原因となり、パワー・ハラスメントを引き起こすと言われています[17]。

看護職の約六割が勤務している病院[18]では、看護職の配置数が医療法や診療報酬で規定されています。この配置数は看護職の能力を反映しておらず、また、看護職配置の上限数と見なされることがあります。そして、経営側には基本給が低く経験年数が短い看護職を看護職配置数がぎりぎり満たせる数のみ雇用するという誘因が発生します。経験年数が短く、能力に比して仕事の要求度が高かったり、自律性が低かったりする看護職が相対的に多くなれば、残業が増え他の看護職に対しても仕事の要求度は増加するかもしれません。加えて、看護の現場では感情労働を要求されるため自我枯渇（ego depletion）状態になりやすく、他者への支援行動の抑制や非倫理的行動が誘発されやすい[19]業務特性があるかもしれません。

次に、パワー・ハラスメントを許容する組織文化・風土については、とくに、看護職間では「nurses eating their young」という言い回しがあり、パワー・ハラスメントのような軍隊式の社会化が世代を超えて受け継がれていることが海外でも報告されています[20]。

歴史的にみれば、社会で平等に扱われ権利を尊重される者は「健常な男性」であり、ケアが必要な者はもちろん、女性、保育士、介護職、看護職などケアを引き受ける者の権利は抑圧されてきました[21]。その中で自分たちが抑圧されたように他者を抑圧すれば抑圧の連鎖が生まれます。不合理な集団の規範を受容するだけでなく、それを継承することの是非を看護職一人ひとりが批判的に吟味すべきです。さらに、管理者がリーダーとして部下に明確な目標と期待を伝え、意思決定に部下を巻き込み、部下のニードや成長に関心を示し、部下の対立をうまく管理することで組織でのパワー・ハラスメントを減らせるでしょう[22]。

病院などの臨床現場では看護単位の責任者である看護師長、大学などの教育現場では領域・講座の長が、第一線の管理者としてパワー・ハラスメントの予防に大きく役割を果たす必要があります。そのうえ、管理者に起こったパワー・ハラスメントへの介入も期待されます。したがって、パワー・ハラスメント防止のためには、とくに管理者に対する教育が必要であり、管理に時間を割ける体制の整備が重要です。

現在、病院の統廃合、病棟の再編成などの組織変革が進んでいますが、それが曖昧な役割や矛盾する役割、業務負荷につながり、職員の不満、ストレス、対立が生まれ、結果としてパワー・ハラスメントが起こりやすい状況を生じさせる可能性があります。また、力と管理の側面では、管理者が望ましくない労働者を辞職させるためにパワー・ハラスメントを用いる例もあります[23]。

日本では仕事に人を当てはめる「ジョブ型雇用」ではなく、人に仕事を当てはめる「メンバーシップ型雇用」が行われる[24]こと、労働基準法により解雇の条件が厳しく定められていることから、ある看護職が与えられた業務を遂行できない場合に、解雇するのではなくその看護職が遂行できる業務を与えることになります。しかし実際は、個々の看護職に業務を適合させるのは難しく、とりわけ二十四時間三六五日、決まった数の看護師を配置しなければならない病院では、一部の看護職へ業務の偏りが生じやすくなります。ゆえに、一部の看護職の不公平感・負担感が生じがちであり、例えば家庭内でケアを引き受けている時短勤務者や、「健常な男性」のような働き方をしない「私たちとは違う」と認識される者に対し、パワー・ハラスメントが起きやすくなると考えられます。

最後に

パワー・ハラスメントは、精神的苦痛、身体的ストレス反応、身体的健康問題、プレゼンティーイズム（体調不良のため休暇が必要と感じていても出勤すること）、離職意図、実際の離職などにつながると言われています。[25] ケアを引き受ける者の権利が認められにくい社会[26]において、看護職自身が職場における力の階層を不当に内在化しないこと、そして職場環境を整備することにより、パワー・ハラスメントの連鎖を生まないことが求められています。

参考文献

1 厚生労働省：職場のいじめ・嫌がらせ問題に関する円卓会議ワーキング・グループ報告、二〇一二・https://www.mhlw.go.jp/stf/shingi/ 2r98520000021hkd.html（二〇二三年五月三日参照）

2 Einarsen S.V., Hoel, H., Zapf, D., & Cooper, C.L. : Chapter one: The concept of bullying and harassment at work: The European tradition. In S.V. Einarsen, H. Hoel , D. Zapf , & C.L. Cooper, (Eds.). Bullying and harassment in the workplace: Theory, research and practice (3rd ed., pp. 3-54.). CRC Press, 2020.

3 Robbins, S.P. & Judge, T. A. : Chapter 13: Power and politics. In S.P. Robbins & Judge, T.A. Essentials of organizational behavior (15rd ed., Global ed., pp. 239-258.). Pearson Education Limited, 2022.

4 前掲3 (p.242)

5 前掲1（六頁）

6 Zapf, D., Escartín, J, Scheppa-Lahyani, M., Einarsen, S. V., Hoel, H., Vartia, M. : Chapter three: Empirical findings on prevalence and

risk groups of bullying in the workplace. In S. V. Einarsen, H. Hoel, , D. Zapf, , & C.L. Cooper, (Eds.). Bullying and harassment in the workplace: Theory, research and practice (3rd ed., pp. 105-162.). CRC Press, 2020.

7 Leymann, H.：The content and development of mobbing at work. European Journal of Work and Organizational Psychology, 5, 165-184, 1996.

8 東京海上日動リスクコンサルティング株式会社：令和二年度 厚生労働省委託事業 職場のハラスメントに関する実態調査．https://www.mhlw.go.jp/stf/seisakunitsuite/bunya/0000165756.html（二〇二三年五月三日参照）

9 Abe, K.：Hierarchical models of workplace bullying among Japanese hospital nurses. [Unpublished doctoral dissertation]. University of Minnesota. PhD, 2007.

10 Zapf, D. & Einarsen, S.V.：Chapter seven: Individual antecedents of bullying personality, motives, and competencies of victims and perpetrators. In S. V. Einarsen, H. Hoel, , D. Zapf, , & C.L. Cooper, (Eds.). Bullying and harassment in the workplace: Theory, research and practice (3rd ed., pp. 269-304.) . CRC Press, 2020.

11 前掲10（p.283）

12 Tedeschi, J.T., & Felson, R.B.：Violence, aggression, & coercive actions. American Psychological Association, 1995.

13 村上靖彦：仙人と妄想デートする 看護の現象学と自由の哲学．人文書院、二〇一六．

14 前掲10（p.286）

15 前掲10（p.288）

16 Salin, D. & Hoel, H.：Chapter eight: Organizational risk factor. In S.V. Einarsen, H. Hoel, , D. Zapf, , & C.L. Cooper, (Eds.). Bullying and harassment in the workplace: Theory, research and practice (3rd ed., pp. 305-330.). CRC Press, 2020.

17 前掲16（p.307-309）

18 厚生労働省．令和二年衛生行政報告例（就業医療関係者）の概況 就業保健師・助産師・看護職・准看護職．https://www.mhlw.go.jp/toukei/saikin/hw/eisei/20/（二〇二三年一月三日参照）

19 服部泰宏：組織行動論の考え方・使い方：良質のエビデンスを手にするために．有斐閣、二〇二〇．

20 前掲16（p.310-31）

21 エヴァ・フェダー・キテイ著、岡野八代・牟田和恵訳：ケアの倫理からはじめる正義論 支えあう平等．白澤社、二〇一一．

22 前掲21（三一二〜三一三頁）

23 前掲21（三一八頁）

24 濱口桂一郎：新しい労働社会：雇用システムの再構築へ．岩波書店、二〇二一．

25 Mikkelsen, E.V., Hansen, Å.M, Person, R., Bryggesen, M.F., & Hogh, A.：Chapter four: Individual consequences of bullying exposed to workplace bullying. In S.V. Einarsen, H. Hoel, , D. Zapf, , & C.L. Cooper, (Eds.). Bullying and harassment in the workplace: Theory, research and practice (3rd ed., pp. 163-208.). CRC Press, 2020.

26 前掲21

ハラスメント相談活動の現場から

御輿 久美子

おごし・くみこ◉特定非営利活動法人アカデミック・ハラスメントをなくすネットワーク（NAAH）代表理事

窓口に寄せられるさまざまなハラスメント相談

アカデミック・ハラスメントをなくすネットワーク（NAAH）では年間数百件の新規相談がありますが、ここでは、看護職に関係するハラスメントの案件を紹介し、その問題点を指摘したいと思います。

――パワー・ハラスメントの例

「同僚や患者さんが通っている廊下で、上司からミスをしたことについて大きな声で叱責された。ミスした自分が悪いので叱られるのは当然と思うが、同僚や患者さんからダメな看護師と思われたので、次の日から恥ずかしくて顔を上げて病院内を歩けない」

▼ミスの注意は、今後同様のミスを起こさないための指導であり、本人が注意内容を理解して改めるように指導を行うべきです。周囲の人がいる中での叱責は人格攻撃にあたり、指導とは言えません。

「教授から〝あなたは教員には向いていない。他の就職先を探すべきだ〟といったメモやメールを送り

付けられた。自分としては講義や実習をきちんとしていると考えていることや、学生との関係も良いことを説明したが何一つ聞き入れてもらえず、講義担当から外された」

▼この事例は、アカデミック・ハラスメントとも分類されます。もしもまだ上手に講義ができないのであれば、初めのうちは教授が教え方のコツや講義内容の要点などを教え、数年後には上手に講義や実習指導ができるようにしていくべきです。初めから完璧でないからダメ、弁解したから許せない、という理由で講義を外すやり方はハラスメントになると思われます。

――セクシュアル・ハラスメントの例

「他に誰もいないときに医師が体を触ってきた」

「看護学生として実習中、患者さんに胸を触られた」

「看護スタッフのセクシュアル・ハラスメント被害について年長の管理職に相談したところ〝君は（君の年齢なら）もうセクハラ被害に遭わないだろうね。エヘヘ〟と笑いながら茶化された」

▼こうしたセクシュアル・ハラスメントやジェンダー・ハラスメントは一向になくなりません。一つひとつ問題にするのが煩わしいから我慢しておこう、という場合が少なくないことも、なくならない要因の一つであろうと思われます。組織はどのような問題にも例外なくきちんと対応することが、ハラスメントのない職場環境をつくるのだと認識せねばなりません。茶化してごまかして放置するようなことは決してするべきではありません。

――マタニティ・ハラスメントの例

「医学研究科の教授から、〝休日出勤を命じても出産すれば出てこないだろうから、君は辞めるべきだ〟と退職を促された」

▼マタニティ・ハラスメントに関しては、最高裁が「妊娠中の軽易な業務への転換に際して副主任を降格させられ、育児休業の終了後も副主任に任ぜられなかった事案」について、平成二六年一〇月二三日の最高裁判決で「副主任を降格させた措置は男女雇用機会均等法第九条第三項（事業主は、妊娠又は出産に関する事由であって厚生労働省令で定めるものを理由として、当該女性労働者に対して解雇その他不利益な取扱いをしてはならない）に違反しているため、違法・無効なものに当たる」ことを認めました。これにより、マタニティ・ハラスメントは違法行為であり、どの組織においても容認されないことが法的に示されました。

――セカンドハラスメントの例

「同僚からの無視、誹謗中傷についてハラスメント相談窓口に申し立てたところ、所属長から呼び出され、申立を取り下げるように強く言われた。〝相手方から名誉棄損で訴えられてもいいのか！〟との発言もあり、退職も考えるように言われた」

▼（改正）労働施策総合推進法において、ハラスメントについて「事業主に相談等をした労働者に対する不利益取扱いの禁止」が明記されています。これはパワハラやセクハラについても当然適用されるもので、この所属長の行為は違法行為です。

――モラル・ハラスメントの例

「職場の人間関係が悪く、うつ状態になり傷病休暇をとることにしたが、所属長から〝皆に迷惑をかけることになるから、きちんと説明して、理解を求めるように〟と言われ、全体会議で説明をさせられた。とてもつらくて退職せざるを得なかった」

「忘年会に一人だけ呼んでもらえない」

▼これらはWHOが「心理的ハラスメント」と呼んでいるもので、パワー・ハラスメントに該当します。

――アカデミック・ハラスメントの例

「実習記録をきちんと見てくれない」「ダメ出しばかりで具体的な指摘がない」「指導教員と担当看護師の言うことが違う」「質問をすると怒る、同じことをしても言っても一人だけ叱られる」「〝看護師には向いていないから実習をするだけ無駄〟と小言を言われる」など。

▼これらは教育研究上の力関係において発生するもので、当法人（NAAH）では、毎年数十件の看護学生からの相談を受けています。それらのほとんどが、実習において担当教員や病棟の実習担当看護師からハラスメントを受けたというものです。例に挙げたような指導者の言動から、学生は精神的に追い詰められ、うつ状態になってしまいます。こうした事態を引き起こすような指導は教育とは言えません。看護師になろうと思い希望を持って進学してきた学生を育てるのではなく、人生を潰してしまう行為であり、許されるものではありません。

解決方法は？

こうした相談事例には、どのような解決策があるでしょうか。

まず前提として、関係する者の立場によって求める解決が違う場合が多いことを理解する必要があります。とくに問題なのは、組織にとって「よかった」と思える解決というのが「組織の体面を保つことができてよかった」「被害者が辞めてくれてよかった」あるいは「問題を起こした加害者が辞めて全面解決したのでよかった」であることです。組織にそうした幹部がいると、体面を保つためにハラスメントをなかったことにしたり、問題が顕在化しないように加害者と退職の取引をするなどの誤った解決方法をとったりして、組織のハラスメント体質を強化することになりかねません。

相談員にとって「よかった」と実感できる解決とは、抽象的な言い方ではありますが、被害者に晴れ晴れとした表情がもたらされることです。結果は当事者の表情として端的に表れるものです。これこそが相談活動の終了を告げるサインです。筆者の考える真の解決とは、被害者自身が本当に救われたと思えることに加え、ともに働く人々の間でハラスメントのない組織づくりへの取り組みが始まることだと思います。

2Rコミュニケーション

ハラスメントのない職場をつくるには、組織としての真摯な改革の取り組みが必要であることはもちろんですが、構成員それぞれがコミュニケーション・スキルを向上させる努力をすることも大切です。NAAHではハラスメントのない良好な労働環境・教育環境をつくるために、「2Rコミュニケーション」の推進を提唱しています。２Ｒとは、「respectful dialogue（相互を尊重した対話）」と「reasonable manner（道理をわきまえた行動）」を指します。

respectful dialogue は、相手を対等の人として扱い、その人格を尊重して話をすること、つまり自分の言葉が相手にどう受け取られるかを推し量り、受け手の気持ちになって発言をすることです。職階上の指導的立場にある人はとくに、「自分の言っていることを理解するべきだ／受容するべきだ」という考えを捨て、受け取る側の気持ちをよく考えて言葉を発することに努める必要があります。そのほうが指導の効果も上がり、職場の雰囲気も和やかになることは間違いありません。

reasonable manner は、どういう行為がハラスメントになるかを知り、ハラスメントになり得る言動をしない、つまり道理をわきまえた行動をすることです。ハラスメントかどうかの判断が難しい場合でも、これまでのやり方が当たり前であるという認識で行動するのではなく、相手の気持ちを知り、理解を求めたうえで行動をするようにしてほしいと思います。

良好なコミュニケーションが存在している職場では、辞めていく人も減り、看護の質も向上し、職員が生きがいと誇りを持って働けます。

相談業務に取り組むために

御輿 久美子

相談業務とはどのようなものか

ここでは、組織内で独立した立場でハラスメント相談に取り組む際に必要な姿勢や方法について解説します。

相談活動の目的は、ハラスメントで困っている相談者の問題を解決することです。明らかにハラスメントであると思われる場合には、まず相談者の安全確保のため管理職に緊急の措置を要請し、同時にハラスメント被害の申立を上部委員会に行います。ただ、申立をすることをためらわれる相談者は少なくありません。その場合には申立はせず、被害者が安心して働ける環境の確保を管理職に働きかけ、実現するよう尽力します。

相談員の仕事は、相談者の話の内容を聞き取り担当の管理職に上げるだけではありません。「ハラスメントと認定されなければ〝被害者〟ではないので特別な配慮はできない」と考える管理職もいないわけではないからです。こうした理由で相談者の職場環境を改善することに難色を示す管理職に対し、その必要性を説得できるのは、相談者から詳細に内容を聴取して共に解決策を考える相談員しかいないのです。

パワー・ハラスメントの認定には、判断が難しいグレーゾーンの出来事があります。例えば「ミスをしたときに非常に強い言葉で責められた」「連絡事項が回ってこないことがある」「退勤時の服装に関して注意された」など、調査をしても双方の言い分が違ったり、日時や回数がはっきりしなかったりして処罰を行うに足るハラスメントの事実確認が難しいケースです。

それでも、相談者本人は、こうした言動で苦しんでいるのですから放置してはおけません。こういった場合には、管理職が間に入って調停を行う、あるいは「ハラスメントにならない指導の仕方」といった役職者向けの研修を実施して自覚を促し、職場環境の改善を図るなどの解決策を検討します。相談員が自ら調査や調停を行うことはしませんが、組織に対し的確に働きかけて解決を促す必要があります。

このように相談窓口はハラスメント対策の第一線として動くため、相談員はハラスメントについての知識と対応を熟知していなければなりません。そうでなければ相談者の抱える問題を解決できず、信頼も得られません。

信頼される相談窓口

相談窓口が相談者から信頼されるためには、まず相談内容が他者に漏れないことが必須です。ハラスメントに遭った人は自分を恥じる気持ちを抱えており、人に知られ噂話をされることを恐れています。相談員がよかれと思い本人の了承を得ずに先走って解決に動くことは避けなければなりません。

相談者の資料・記録を見ることができるのは誰か、コピーをとることの可否、保管場所、持ち出し時の対応、廃棄の仕方などについてマニュアルで定めておき、それを守ることが大切です。

もう一つ大事なことは、組織が相談活動の重要性を認識し、相談員の活動が保障されていることです。相談窓口は組織の中にあり、しかも独立していることが望まれます。組織内の問題を指摘し改善を求めると上層部がそれを抑えようとするかもしれません。そのような干渉を受けないように、独立性を保障された構造になっている必要があるのです。

相談活動で留意すべきこと

相談員でなくとも、友人や同僚などから被害相談を受けるときに心に留めておくべきことは、相談者は被害から生じた陰性感情で悲観的な状況にあり、ストレスですぐに不安定になりやすいということです。これらは被害者にみられる一般的な状態であり、本来の冷静さや抑制心が痛みに隠れているだけだと考える必要があります。うまく理詰めで話せなくても当然だと理解し、相談者みずから嫌悪感・不安・怯え・怒り・自信喪失などの気持ちを言葉にできるよう丁寧に話を聞き、相談される側は批判的なことを一切言わないことが大切です。

また、自身の質問で相談者の話を遮らずに傾聴することや、「あなたの気持ちを理解している」と伝えること、解決策を押し付けずに相談者が選択できるように話すことも心がけます。

相談の流れ

①相談者が自分で話したいことを話してもらう

↓

②理解しづらい、腑に落ちないところがある場合には、時系列で出来事を聞く

↓

③順を追って話せない場合がある（まだ混乱した状態にある）

↓

④所属部署の様子や日常などを聞きながら出来事を時系列で整理していく

↓

⑤リラックスすると、初めに話していなかったことも語れるようになる

↓

⑥相談内容の全貌がわかる

↓

⑦問題点を相談者と一緒に整理し、解決すべき事項を挙げる

↓

⑧解決事項に優先順位をつける

↓

⑨最優先の問題の解決方法を考える

解決方法については、組織が対応できる／できないこと、結果が出るまでの時間の長短などについて相談者に情報を提供し一緒に考えます。問題点と解決策を模索して、これからとるべき対応策を共有することにより、相談者は安心して先に進むことができます。

精神科医・産業医からみたハラスメント

すぎばやし・みのる◉愛仁会高槻病院精神科 主任部長
杉林 稔

軽視されやすい被害者心理の複雑性

私は長年、総合病院に勤務してきた精神科医です。職業柄、職場でのハラスメント問題を耳にすることは少なくありません。産業医としての活動も行っていますので、そちらのほうでもハラスメント事案にかかわることがあります。

ハラスメントの被害にあったとき、被害者はどのような心理状況に追い込まれるのでしょうか。本書の事例から見てみましょう。

長時間の叱責を受けたジロウさん（21ページ）は「それまで積み重なってきたつらい気持ちが限界を超えてしまい、通勤や勤務ができない状態になりました」と言います。

自身が置かれている状況を認知したアオイさん（7ページ）は「眠れなくなり、食べられなくなり、吐き、収縮期血圧が一六〇mmHgを超えたかと思えば急に一〇〇を切るというような乱高下を繰り返し、不整脈による動悸で動けなく」なりました。また「ただそこに存在するだけでつらい」状況は「人間から体力も精神力も意欲も思考力も削り取っていきます」と言っています。

患者を装った嫌がらせの投書が何通も届いたカンナさん（3ページ）は、「匿名である限りは絶対に患者ではないと確信を持てないところが悩ましく、やはりそのような文面を目にするたびに傷つき」、「自分が悪いのではないか」と思うこともありました。

また、突然大きな声で「全部あなたが悪い！」と責め立てられ、二時間ものあいだ師長室に拘束されたサクラさん（17ページ）は「さまざまな努力をしていた私は、どうして自分が責められなければならないのか心外でした。そして翌日から不定愁訴に襲われ、勤務ができない状態になりました」と言います。

このように、さまざまな心身の苦しみが被害者を襲います。一般的に、この被害者の苦しみは過小評価されることが多いということを指摘しておきたいと思います。加害者や第三者は、多くの場合「これくらい大したことはない」と思っています。ところが被害者の苦しみは、他者が想像するよりもはるかに強く、長期間にわたることが指摘されています。被害者自身もその苦しみを過小評価して、「これくらいは我慢しなければならない」「こんなことで泣き言を言ってはいけない」「自分が悪いのだからもっと頑張らなければならない」となお一層の努力を自らに課すことも多々あります。

ひとつ注意するべきこととして、「感情麻痺」と呼ばれる症状があります。衝撃的な体験をした直後の人に、ときに見られるもので、恐ろしい体験をしたにもかかわらず、被害者本人はケロッとしていて、感情的には妙に落ち着いており、平静を保っているという状態です。本来なら、恐怖や不安、絶望感などの激しい感情が波のように溢れてきて泣き喚いてもおかしくない状況なのですが、激しい感情によって心が壊れてしまうことを恐れて、心が緊急避難的に感情をシャットアウトしているのだと理解されています。これは一時的なものならまだよいのですが、長く続く場合もあり、その場合は生き生きとした感情が戻ってこないという問題につながります。職場のハラスメントでこのような病的症状としての感情麻痺に至ることは稀ですが、それに近い状態を経験する被害者は多いと思います。いずれにせよ、ハラスメントの被害者はさまざまに複雑なメンタルの状態に陥るということを職場全体で理解し、その複雑性から目を背けないようにする必要があります。

トラウマ的体験をヒントに

先に挙げた感情麻痺は、PTSD（post-traumatic stress disorder）という、大きな心のトラウマを負った人に発生する精神疾患の症状の一つです。PTSDには他にも多くの症状があり、ハラスメント被害者の心理を理解するためのよいヒントになりますので、ここで簡単に説明しましょう。

PTSD患者はまず、トラウマ体験の記憶に悩まされます。身も凍るような体験の記憶が、いつまでたっても薄まらず、ことあるごとに想起されます。その記憶は生々しく、患者はまるで事件当時に連れ戻されたように感じます。いわゆるフラッシュバックという症状です。悪夢という形で出てくることもあります。忘れてしまいたいひどい記憶に繰り返し苛まれることがこの疾患のつらいところです。

また、トラウマ体験を想起させるような場所や状況をできる限り回避し、考えないようにするようになってしまいます。感情麻痺もここに入ります。職場でトラウマ的体験をしたとすると、それが原因で職場に戻ることが非常に困難になります。職場の入口まではなんとか行けてもそこから中に入ることができずに結局帰宅してしまう、という人も少なくありません。

そして、過剰に興奮した状態が続きます。いつも緊張していて、身構えてしまいます。些細な物音にもひどく驚いたりします。

さらに、自責的な感情や無力感、マイナス思考、虚無感などが続きます。

実際のPTSDでも通常の職場でのハラスメントでも、これらの症状すべてが揃うとは限りません。

それに近い心理状態になることは少なくありませんので、このような心理的変化が起こりうることを知っていれば、被害者の心理状況を把握するのに役立つでしょう。

言葉のトリック

タロウさん（14ページ）は、「あなたには専門性がないから」とX教授に繰り返し言われました。タロウさん自身それが何を意味するのかわからないにもかかわらず、「教員としてのアイデンティティを挫くよう」と感じています。またハラスメント相談をした管理職に「面倒くさいから（X教授と）三人で話しましょう」と言われました。ここには目くらましのような言葉のトリックが感じられます。X教授が「専門性がない」という不明確な言葉を繰り返してそれを理由にタロウさんの価値を切り下げようとし続けたのは、論理的には破綻しています。にもかかわらず論理的ではない歪んだコミュニケーションが強要されています。相談先の管理職が「面倒くさいから」というのも非論理的です。ハラスメント相談を「面倒くさい」と言ってしまっては相談になりません。それでもこのような暴力的な言い方が許容されてしまうと、間違った態度が正しく、正しい考え方が間違っているというように論理がすり替えられてしまいます。タロウさんが「出口がどこにもない、途方もなく暗い世界へ自分だけが押しやられたような気になりました」と言うのももっともなことです。

アオイさんの職場では、他学部の定員割れを看護学科で補填する傾向が見られ、看護学科の教員の定員が充足していませんでした。そのような背景が、アオイさんを取り囲む環境にさまざまな影響を与え、いびつなコミュニケーションを生んでいたと思われます。労働者としての正当な権利をないがしろにして職場独自のローカルルールが幅を利かせるようになると、職員全員がマインドコントロールを受けたような状態になります。

サクラさんがX師長から言われた「全部あなたが悪い！」という言葉は、突然二時間拘束され同僚の主任二人の前で大声で責め立てられ続ける状況ではもはや言葉の暴力としか言えませんが、この言葉だけを切り離してみても、客観的に考えて、「全部○○さんが悪い」という事象があるはずがありません。「全部」とは具体的に何を指すのか、「悪い」とはどういう種類の「悪い」なのか、そしてなぜ□□さんでも△△さんでもなく、「○○さん」だけが名指しされるのか。上司が部下に指導をする場合、せめてこの程度の客観性は保ちつつ、よく吟味された言葉が用いられるべきです。そうすれば「全部○○さんが悪い」という表現そのものがありえないことがわかります。こういう乱雑な言葉が職場の中で蔓延しているとすれば、その職場のコミュニケーションは相当にゆがんでいると考えてよいでしょう。

私が耳にした言葉のトリックを紹介します。それは、ある会議で発せられた「ハラスメント対策よりも、逆ハラ（逆ハラスメント：部下から上司、後輩から先輩などに対するハラスメント）のほうが大変なんです」という人事担当者の言葉です。上司が部下に指導しようとすると、「あ、それハラスメントですよ、いいんですか」などと部下が開き直ることが多くて困っていると言うのです。しかしここにも論理のすり替えがあります。

もう一つ例を挙げます。私が会議で「ハラスメント対策が遅れているのでもっと力を注がなければ」と意見を表明したところ、その企業の代表者は「それは正しいことだが、人材育成も大切であり引き続き力を注ぎたい」という見解を示されました。ここにも論理のすり替えが読み取れます。

まず逆ハラの問題については、ハラスメント問題がマスコミで話題になり始めた当初から話題になっていたことです。しかしハラスメント問題に真剣に取り組んだ人であれば、逆ハラと言われる現象があったとしても、ハラスメント問題と同様に丁寧かつ真摯に取り組むほかにないことはわかるはずです。ハラスメント問題に対し組織をあげて取り組みがなされるならば、それは逆ハラ問題の解決にも自然につながることだからです。問題なのは、ハラスメント対策をろくに取れていない職場に限って、逆ハラ問題を持ち出し、「ハラスメント対策を推し進めると、こういう副作用がある」というネガティブキャンペーンを張ることに利用されがちだということです。

もう一つの企業代表者の発言も、言い方はソフトですがハラスメント問題をあまり強く推進したくない本心が透けて見え、その暗黙の本心を会議の出席者と共有し、ハラスメント対策が本格化することに暗に水を差そうとしているのだと考えられます。

閉塞状況からの脱出

ハラスメント被害に遭うと、複合的な閉塞状況が発生します。まず加害者のすぐそばで仕事を継続することで、ハラスメントに耐え忍び続けることを強いられ、同僚との関係も分断されてしまい、出口なしの状況に追い込まれます。相談窓口や上位の役職者に助けを求めても相手にされなかったり、そのことが加害者を刺激してさらにハラスメントが強まったりする場合もあります。そんな閉塞状況に陥った時、そこからどのように脱出すればいいでしょうか。

ユリさん（11ページ）は「このような組織では誰に何を言っても無駄です。唯一できる対処は出ていくことです」と言います。退職が唯一の方法である、というのは悲しいことですが、被害者の心身の健康を守るためにはそれ以外にないというケースは多く、新しい職場を得ることによって生き生きとした姿を取り戻す人を私もたくさん見てきています。退職という選択は恥ずべきことではなく、勇気を持って未来をつくる行動だと考えてよいと思います。ジロウさんのように退職を考えたものの、心理カウンセラーのアドバイスを受け入れて思いとどまり、二年間異動先で勤めながら体調の回復を待ち、自分自身を振り返る余裕ができてから退職されたという経緯も賢明な判断だったと思います。

ハラスメント状況に対して個人で対抗することはほぼ不可能です。スミレさん（24ページ）が管理職として自部署内でハラスメント対策に取り組まれたことは大変有効でした。このように有能な管理職が本気で取り組めば、ハラスメントは撲滅できるのだという好例です。スミレさんは医師から看護師へのハラスメントにも果敢に挑戦されましたが、志半ばという状況です。しかし取るべき対策はしっかり取っておられる点が心強く、解決困難な問題にもあきらめず粘り強く賢明に取り組む姿勢は他の模範になると思います。

ハラスメント状況が生まれると、直接の被害者のみならず、周囲の人間は傍観者という形でハラスメントの暗黙の協力者になりがちです。内心いろいろと思うところはあっても、口にすることも許されない雰囲気のようなものが支配して、個々人が分断されてしまいます。それもまた閉塞状況そのものです。そのような中にあっても、どこかに被害者の味方をしてくれる仲間、友人がいて、その方々のサポートがいかにかけがえのないものであったかは、本書のほぼすべての事例が語ることでした。

「女性」が多数を占めるケア専門職の抱えるハラスメント・リスク

中澤 瞳

なかざわ・ひとみ◉日本大学通信教育部 准教授

はじめに

ハラスメントは「働く人が能力を十分に発揮することの妨げになることはもちろん、個人としての尊厳や人格を不当に傷つける等の人権に関わる許されない行為[1]」です。だから、ハラスメントは被害としてだけではなく、自らが加害者になり得るという意味においても向き合わなければならない重要な問題です。本稿では、患者やその家族（以下、患者等）、医師や他部門の職員、そして直属の上司や同僚などさまざまな人たちが関与し、協働している「女性」が多数を占めるケア専門職におけるハラスメントについて考えたいと思います。以下、まずいくつかの調査を手掛かりにしてハラスメントの状況を理解することから始めます。次にハラスメントが生じる要因について考え、また〝からかい〟という行為について言及します。最後にハラスメント・リスクを軽減して安全な場所を築くためには、些細な行為にも目を向けていく必要があることを指摘します。

調査からみるハラスメントの実態

ハラスメントの状況を理解するために二つの調査を参照しますが、その前に用語の確認を簡単に行います。[*1] 本稿では職場におけるパワー・ハラスメント（以下パワハラ）とセクシュアル・ハラスメント（以下セクハラ）について主に言及します。職場のパワハラは、①優越的な関係を背景とした言動であり、②業務上必要かつ相当な範囲を超えたものにより、③労働者の就業環境が害されるものを指します。パワハラはこの三つの構成要素からなり、身体的な攻撃、精神的な攻撃、人間関係からの切り離し、過大な要求、過小な要求、個の侵害として六つに類型化されています。また職場でのセクハラは、労働者の意に反する「性的な言動」に対する労働者の対応により、その労働者が労働条件について不利益を受けたり、「性的な言動」により就業環境が害されることを指します。[*2]

二〇二二年の「看護職員労働実態調査」[3]によると、看護職員の一割強がセクハラ被害に、そして三割強がパワハラ被害に遭っており、パワハラは三人に一人以上が被害を経験していることになります。セクハラの加害者の八割は患者であり、パワハラの加害者は看護部門の上司が六割、次いで医師が四割です。被害に遭う年代としては、パワハラ、セクハラのいずれも二〇代の若年層で多くなっています。

この調査よりも古いものですが「保健医療分野における職場の暴力に関する実態調査」[4]は身体的暴力、精神的暴力（言葉の暴力、いじめ、セクハラ、そしてその他のいやがらせ）[*3]の被害実態を明らかにしています。身体的暴力の被害は約三割、精神的暴力については言葉の暴力による被害が約三割、セクハラ、いじめ、その他のいやがらせによる被害がそれぞれ約一割前後となっています。身体的暴力、セクハラの加害者の多くは患者等です。言葉の暴力の加害者は患者等が三〜四割ですが、同じ部署の職員、管理職、所属

＊1 ハラスメントの定義・種類・類型は文献 1 を参照している。／＊2 セクハラは 2 つに類型化されており、セクハラに対して拒否や抵抗を示すことにより、被害を受けた人が不利益を受ける場合は対価型セクハラ、セクハラの言動で労働環境が不快なものとなり、働くことに支障が出る場合は環境型セクハラとされる。なおハラスメントの類型は代表的な言動を類型化したものであるが、具体例に挙げられているものだけが該当するというわけではない。またセクハラは必ずしも「女性」が被害者ではなく、また異性間だけに起こるとも限らない。セクハラ被害は当然ながら「男性」職員にも及んでいる[2]。ただし本稿では「女性」が多数を占めるケア専門職という範囲で考えるため想定している被害者は「女性」である。

長による加害者も二割前後を占めます。またいじめの加害者は半数以上が同じ部署の職員です。

ケア専門職が日常的にさまざまなハラスメント被害に直面していることは明らかです。これらの調査とは別に、回答者によってセクハラの認識に違いができることを防ぐため、セクハラの定義や具体例を提示した上で行った調査でその被害は四～六割程度として報告されています。[5]先に見た調査ではセクハラ被害が一割前後と、パワハラに比して少ないように思われますが、実態はそれ以上と推測できます。

さまざまな要因

ハラスメントの要因は一つではありませんが、*4 際立ったものを考えることができます。その一つは支配関係です。これは、一方が他方の言動に対して抵抗や拒絶をすることが難しい関係を意味します。典型的には上司と部下の関係が相当します。先に見た調査で、被害が若年層で多いのは職場のヒエラルキーにおいては下層に位置づけられ、抵抗や拒絶が難しくなっているからです。もちろん職位が同じ同僚、あるいは部下とであっても、その人の協力を得なければ業務の円滑な遂行が難しい場合は、やはり抵抗や拒絶が難しい状況が発生し、ハラスメントが生じやすくなる場合もあるでしょう。

ケア専門職の場合は抵抗や拒絶が難しい相手の中に患者等も含まれてきます。患者等らがケアを拒否するなど協力的でないと、治療を含めた業務の円滑な遂行が困難だからです。さらに患者等が相手の場合には、感情というのも重要になってきます。ケア専門職は、ケアを滞りなく行うために、患者の言動に対して怒ったり泣きたくなったりするような時があっても、優しく、穏やかな態度で振る舞うことを半ば強制されます。また加えて「女性」のケア専門職には「母親や妻と同じように、否、母親や妻と違って、どんな要求も甘んじて受け入れてくれるはずだという期待[7]」も向けられてくる場合があります。社会学

＊3 人種や皮膚の色、言語、国籍、宗教、出生等に基づいた一方的ないやがらせ行為を指す。 / ＊4 厚労省のハラスメント対策の冊子[1]には、パワハラについては労働者同士のコミュニケーションの希薄化などの職場環境、セクハラについては性別役割分担意識が要因として指摘されている。セクハラに関しては、金子は性別役割分担意識に加えて、職場の男性中心主義も指摘している[6]。

では「職務内容として感情が大きな位置を占め、働き手が自ら適切な感情状態を保ちつつ、クライエントにある特定の感情を引き出すことが要請される労働を感情労働」[8]と呼んでいます。ケア専門職の労働は、職務上適切な感情を規定され、管理された感情労働といえるでしょう。セクハラの被害体験の調査の中に「仕事以外なら訴えたりできるのに、仕事中や看護師という面で何もできなかったことが悔しかった」との記述回答がありました[9]。調査を行った工藤は、患者をケアして支えるべき医療者としてふさわしくない感情は抑圧するように努力した結果として、この悔しさは表出されていると指摘します[10]。ケア専門職の感情労働という側面は、患者等との関係における拒絶や抵抗を一層難しくさせ、結果としてハラスメントを生じやすくさせている一因と考えられます。

からかいの暴力性

抵抗や拒絶が難しい関係を背景にして行われるハラスメント的言動の中には、あからさまに暴力的とは言えないものもあります[*5]。無視などもその一つですが、ここではからかいという行為を取り上げたいと思います。からかい自体は日常生活の中のありふれた行為の一つで、親密さを確認し合う場面でよく用いられるため、ハラスメントの文脈では見過ごされがちです。しかし、からかいには相手を卑下し、抗議を無効にする力があります[*6]。からかいに対して抗議を行った時、からかう側に「冗談」と言われ、怒りの行き場所がなくなるような場合を想像するとわかりやすいでしょう[*7]。からかいの内容として性的なものが最初にイメージされるかもしれませんが、一般的な所作や仕事の仕方などを内容とする場合も想定できるので、セクハラ以外の暴力にも敷衍して考えることができるように思います。このからかいという現象について、江原が「からかいの政治学」の中で行った分析を参照しましょう[*8]。

＊5　2003 年の「保健医療分野における職場の暴力に関する実態調査」でいじめとして分類された行為を想定している。ここでいじめは、個人や複数の職員を、悪意を持って会話に入れなかったり、無視したりして、孤立させる行為とされている。／＊6 ここで想定しているからかいは、社会的強者から弱者へと向けられるからかいである。これとは別に、社会的弱者が強者へと行う場合もある。この場合のからかいは、強者からの攻撃を回避するために利用される。

江原はからかいの構造的特徴を二点挙げています。第一に「「からかい」の言葉とは「遊び」の文脈に位置づけられて[14]」おり、からかいは遊びで真剣な考えを示すものではないと解釈することを要請してくるとしています。だから発言を真面目に受け取って抗議することは、この遊びのルールを逸脱することになります。第二に、「「からかい」の言葉は、その言葉を発した個人の意思や意図に帰着されないよう、「普遍化」、「匿名化」される[15]」としています。からかう者は自分の考えではなく、誰もが当たり前にそう思っている、あるいはそう考えることができるかのような見かけを自分の発言に与えるのです。

以上の特徴は、からかいに対する発言者の責任を回避させます。それでもからかいに対し抗議をする場合、その抗議は表明されていないはずの意図、悪意をからかう者に帰属させることになります。この場合、その意図や悪意を説明する仕事は、からかわれた側の方に課せられます。そればかりでなく抗議は敵対関係の表明にもなってしまうので、こと相手が権限を持っている場合にはその場に居づらくなるようなリスクを伴うことになるのです。残された「安全な」手段は事を荒立てずやり過ごす、考えすぎかもしれないと自分のせいにする等になるでしょう。

さらに江原によれば「集団内で「からかい」が提起されれば、それに反対する理由が特にない限り、「からかい」の共謀者になることが、その場にいる全員に要請される[16]」のです。一緒に笑うにせよ、状況から目を逸らすにせよ、その場にいる人々は発言者の責任回避を強化、維持することに加担させられてしまいます。だから、からかいが共有されると、からかわれる者は周囲から自然と孤立してしまいます。このように江原の分析は、からかいがからかわれる側の抗議を無力化し、また人間関係からの切り離しも実行する暴力性に満ちたものであることを明らかにしました。

からかいは脅迫や性的関係の強要のように典型的な形でハラスメントに分類できるものではありませ

＊7　酒井は哲学におけるジェンダー・ギャップを実際の経験をもとに考察しており、そこにからかいの描写がある。ある学内学会で講演中に当時 60 代の男性教授が痴漢行為のテクニックをめぐる話題で会場の笑いを誘おうとし、一部から笑いが漏れたというものである[11]。/ ＊8 江原[12]の考察は 70 年代のウーマンリブ運動を主とした女性運動がからかいの対象となることについてなされたものだが、ハラスメント一般の文脈にも興味深い示唆を与えてくれる。たとえば山本千晶[13]は、一見性的な言動には見えにくいセクハラ言動の分析のために江原のこの論考を手がかりにしている。

んが、無視のように微細な形で、働く人の世界の安全性を蝕む行為であると考えられます。「保健医療分野における職場の暴力に関する実態調査」が明らかにしたところでは、無視などを含むいじめ行為の加害者は、半数以上が同じ部署の職員です。職員同士のハラスメントを回避するためにも、からかいの暴力性への留意が必要だと考えます。

おわりに

本稿では、まず調査を手掛かりにしてケア専門職が置かれたハラスメントの状況を見ました。次にハラスメントが生じる要因について考え、最後にからかいの暴力性に言及しました。ハラスメントは被害を直接受けた人だけでなく、目撃した人のメンタルヘルスの不調も誘発します。[17]それはケアに関わる人々の安全な場所を損なわせることを意味するのです。

安全な場所とは、大学や学会内で周縁化されやすい人たちが安心して学び、議論できる場という意味で、主に英米圏で拡がりつつある考え方です。稲原は安全な場所を「人が卑下されたと感じるリスクなしに存在できる場」と、「誰からも遮られることなく自由に自分の考えを述べることができる場」という二つの面から特徴づけています。[18]この考え方は大学や学会に関してだけではなく、職場にも拡げて考えることができるでしょう。場所の安全性を脅かすリスクは、からかいのような他愛のない行為にも含まれていると思われます。被害を抑えるために、また自らが加害者にならないために、集団内での些細な行為にも目を向けていくことが必要です。

参考文献

1 厚生労働省都道府県労働局雇用環境・均等部（室）：職場におけるパワーハラスメント対策・セクシュアルハラスメント対策・妊娠・出産・育児休業等に関するハラスメント対策は事業主の義務です！、二〇二二．https://www.mhlw.go.jp/stf/seisakunitsuite/bunya/koyou_roudou/koyoukintou/seisaku06/index.html（二〇二三年五月一日参照）

2 今北哲平・田治米佳世・池成早苗：中規模総合病院における患者および患者家族から職員に対するセクシュアルハラスメントの実態調査―相談行動の阻害要因も含めた検討―．労働安全衛生研究、一三(一)、一六頁、二〇二〇．

3 日本医療労働組合連合：「2022年看護職員の労働実態調査」記者発表資料、二〇二三．http://irouren.or.jp/news/oshirase/2023/05/20230511142849.html（最終閲覧日2023年5月18日）

4 日本看護協会政策企画室編：二〇〇三年保健医療分野における職場の暴力に関する実態調査、日本看護協会出版会、二〇〇四．※回答者一、二一八人のうち「女性」八七・九％、「男性」一一・八％（首都圏外一一・六％）。

5 前掲2

6 金子雅臣：セクシュアル・ハラスメントが提起したもの．セクシュアル・ハラスメント（福島瑞穂・中下裕子・鈴木まり子・金子雅臣・池田理知子 著）、有斐閣、一～三六頁、一九九九．

7 武井麻子：感情労働としてのケア．ケアの社会倫理学 医療・看護・介護・教育をつなぐ（川本隆史 編）、有斐閣、一六六頁、二〇〇五．

8 前掲7、一六七頁．

9 工藤千賀子：看護職が経験するセクシュアル・ハラスメントの特徴と組織的対策．日本看護倫理学会誌、二〇二三．https://doi.org/10.32275/jjne.20230307b（二〇二三年五月一日参照）

10 前掲9（四～六頁）

11 酒井麻依子：実体験から考える哲学のジェンダー・ギャップ．フィルカル 分析哲学と文化をつなぐ、五(一)、ミュー、三〇一～三〇二頁、二〇二〇．

12 江原由美子：からかいの政治学．増補 女性解放という思想、筑摩書房、二三八～二六三頁、二〇二一．

13 山本千晶：どこまでがセクシュアル・ハラスメント？ジェンダー視点の重要性．フェミニスト現象学入門（稲原美苗・川崎唯史・中澤瞳・宮原優 編）、ナカニシヤ出版、六〇～七〇頁、二〇二〇．

14 前掲12（二四二頁）

15 前掲12（二四三～二四四頁）

16 前掲12（二四四頁）

17 伊藤厚子・馬場薫・田中幸子：病院看護職における職員間暴力・ハラスメントの実態と抑うつとの関連．東北文化学園大学看護学科紀要、九（一）〇二、一～一一、二〇二〇．／日隈利香・日隈正守：職員間ハラスメント問題に関する看護師の認識―ハラスメント防止研修後のアンケート調査結果から見えてきたもの―．日本看護学会論文集、四五、一五一～一五四頁、二〇一五．

18 稲原美苗：哲学する上でのセーファースペース イギリス留学経験から．フィルカル 分析哲学と文化をつなぐ、八（一）、ミュー、一四六～一六四頁、二〇二三．

ハラスメントを生き抜く

坂井 志織

さかい・しおり◉淑徳大学看護栄養学部看護学科 准教授／「看護職とハラスメント」実態調査班

ハラスメント・サバイバー

人は働く中で一度はパワハラの被害に遭う——これはさまざまなハラスメントを見聞きする中で、いつしか私の中で出来上がっていった格言のようなものです。今どきの表現でいえば「上司ガチャ」「同僚ガチャ」であり、自分では選べない職場の人間関係の中で、皆がハラスメントに巻き込まれてしまう可能性があるのです。

本書でこれまで見てきたように、ハラスメントには問題解決を難しくさせる構造が複数ありますが、その一つに〝被害者－加害者〟という構図の存在が考えられます。まず、被害者というのは加害された人を意味します。そこには社会的なスティグマや「弱い人」というネガティブなイメージが伴い、それがハラスメント被害の認識を自覚しづらい遠因になっていることも指摘されています。[1] さらに「被害者」と呼ぶことでその枠に当事者を据え置き、次への歩みを妨げてしまうことになります。[2] また現実の姿との乖離もあります。本書のハラスメント・ケース（3ページ～）を通して私たちが出会った人々は、被害経験はあるが〝被害者〟ではありませんでした。皆それぞれの経験に意味を見出し歩んでおり、語られ

1　津野香奈美：パワハラ上司を科学する, ちくま新書, 2023.
2　宮地尚子・村上靖彦：とまる、はずす、きえる―ケアとトラウマと時間について, 青土社, 2023.

たエピソードからは看護に対する信念と、誰も奪うことができない人としての強さや生きる力が滲み出ていました。それはまさに〝サバイバー〟です。

次に、被害－加害の二項対立的視点が、組織の動きを鈍くしている可能性を指摘したいと思います。組織が「被害者」を認定するときは、同時に「加害者」への対処が対として求められます。しかしハラスメントを行う者は師長や教授など組織上重要な役職を担っていることが多く、管理者は対処の結果としてその役職が空くことよりも、代替可能と見なされる末席に〝我慢という名の理解〟を求める傾向があるようです。つまり役職という力があるからパワハラ加害が可能であり、かつ役職という地位ゆえに組織から守られるといった背景も見えてきます。結局のところ、「加害者」への働きかけを要する「被害者」の存在は組織には不都合なだけなのです。このような背景的構造が、ハラスメントの対応を〝やっかいごと〟として位置づけてしまい、多くのハラスメント窓口の形骸化につながっているのではないでしょうか。

さらに、ハラスメントという言葉への潜在的抵抗感を持つ管理職は少なくありません。この言葉には〝加害者が悪－被害者は善〟という強い社会規範が伴うため、ハラスメント事案を扱うことは、組織に悪が存在する可能性を暗に示してしまうからです。そして、善に位置する「被害者」への対応をないがしろにすると、自らの管理能力が問われるだけではなく、「加害者」の一人として位置づけられる危うさもはらんでおり、管理職には二重の不都合さを与えるのでしょう。このような、当人たちも気づきにくい潜在的な不都合を生み出している構造が「被害者－加害者」という既存の見方に内在しているのではないでしょうか。

そこで私は、ハラスメントに遭った人を「被害者」と呼ぶのではなく、「ハラスメント・サバイバー」と称することを提案したいと思います。この新たな概念を社会に提示することで、ハラスメントを〝被害者―加害者〟という画一的な視点で捉えることからの脱却につながり、上述したような潜在的不都合をなくし、正当な対処への道を拓くことにつなげたいと私は考えます。

沈黙を破る意味

では、サバイバーの入口に立たされたとき、どうすればよいのでしょう。ハラスメントが生じるのは病棟や病院、大学の講座内といった閉鎖的で狭い世界です。助けを求めることが必要であるとわかっていても、他者への不信感や心理的安全性を脅かされている中で、それは容易ではありません。アンケート結果（https://jnapcdc.com/LA/harassment/）でも誰にも言わなかったという回答が圧倒的多数でした。組織内の誰かに話すことの危険性、外部の友人では話してもしかたがないという諦め、この中で意図せず沈黙してしまい、辛さを溜め込み視野狭窄に陥ってしまうのです。沈黙はハラスメントの罠にはまっていることの証でもあるでしょう。

そこで、まずは沈黙を破ることの価値や意義を見直してみたいと思います。助けを求める行為は、助けてもらえるという期待のほうに目が向きがちですが、その手前で〝事実を伝える・知ってもらう〟ということが果たす役割は存外に大きいものです。私自身も置かれた状況を他者に伝えたところ、「それはハラスメントだ」「そこには居ないほうがいい」と言われ、そこまでのことだったのかとハッとしました。さらには、自分も経験者だという声を耳にする機会が増え、いわば小さな〝# Me Too運動〟が自然発生したのです。それは、当たり前のことですが、自分は孤独ではないということを気づかせてくれます。つまり、他者の反応を通して自分の状況に気づくという再帰的な眼差しは、冷静に物事を見る目を取り戻す力を与えてくれました。ハラスメント・ケースの事例提供者らもMe Tooであり、Me Tooとして手を挙げる場や機会があることが、当事者を自ずとエンパワーすると言えるでしょう。

看護職は問題解決思考が身に沁みついているため、解決がすぐに見えなければ意味がないと結論づけてしまいがちです。ハラスメントに一人だけで立ち向かうことはできませんが、沈黙を破り声をあげることで、あなたのまわりに真の味方が集まります。問題解決ではなく、仲間や味方を見つけること。それはあなたを守り強くしてくれるのです。それが傷ついた心身にとって一番の癒しであり、真の助けになるのです。

能動的なアクションを起こす

看護職には病院でもアカデミアにおいても、「患者・学生のため」という他の職場にはない強い規範が無自覚のうちに働いてしまっています。それゆえ、欠勤や休職・退職という方法でその場から離れることを〝迷惑をかける行為〟と思い自己抑制的になり、自分一人が我慢をすればよいのだとギリギリまで耐える構造がみられます。

ですが、少し距離を取って考えてほしいのです。自分の健康を害してまでやらなければならない仕事がこの世にあるのでしょうか。職場においてあなたの替わりは本当にいないのでしょうか。いずれもNOです。ドライな表現になりますが、職場にとってあなたはその他大勢と同じ歯車の一つであり、いくらでも替えが利きます。他方で、あなた自身や家族にとってのあなたはかけがえのない存在です。働く者の人権や安全を守れない場にいる必要はあるでしょうか。ハラスメントを放置する組織で、それを黙認する同僚らと一緒にあなたは自分らしく働けるのでしょうか。そこまでしてしがみつく価値があるのでしょうか。答えは明白です。自分を守ることはあなた自身にしかできないことなのです。その方法として以下の二点を挙げたいと思います。

私たち看護職はその職業的特性から耐えることに慣れており、NOを言うことが不得手です。しかし、嫌なことにはfight back（立ち向かう）し、NO[3]を伝えることが肝心です。ただ、それが難しいことも事実です。ハラスメントの場面では、事例にもあるように相手はあなたを大声で怒鳴り、萎縮させるようなことをします。通常の大人の人間関係において、誰かに怒鳴られることなどないため、そうした状況自体に足がすくむものです。私自身も相手が突然怒鳴り散らす様子に驚き、声が出なくなったことを覚えています。今思うと、この先制攻撃に対してfight backできなかったことが、相手をさらにエスカレートさせたのだとわかります。まずは「やめてください」、この一言を発することが重要であり、悪化を防ぎ身を守る能動的なアクションの一つであることを確認したいと思います。

＊

最後に、本企画を通して実感したことがあります。ハラスメントはそれを行ったとされる一人が悪いように見えますが、そうではないということです。彼／彼女らは単なるエージェントに過ぎず、組織の体制や管理者の考え方・態度がハラスメントを惹起させているのです。いわばハラスメントが生まれる土壌が組織によって醸成され、そこから芽吹くようにエージェントが次から次へと発生し続けるのです。そう考えたとき、ハラスメントに遭った人にできることは多くの場合、一つしかありません。その組織からの脱出です。辞めることは逃げることだと考えると、それは負の行動に思え躊躇してしまうでしょう。だがそうではありあません。辞めるのは主体的な判断であり、その場に見切りをつけるという勇気であり、第二の能動的なアクションです。私も脱出に成功した一人であり、充実した今があります。この経験からも、脱出する力を備えた一人のひととしてのあなたを応援したいと思います。

3 W.Ury. : The Power of a Positive No: How to Say No and Still Get to Yes, Bantam, 2007.

「Nursing Today ブックレット」の発刊にあたって

日々膨大な量の情報に曝されている私たちにとって、一体何が重要でどれが正しく適切なのかを見極めることがますます難しくなってきています。

そこで弊社では、看護やケアをめぐりいま社会で何が起きつつあるのか、各編集者のさまざまな問題意識（＝テーマ）を幅広くかつ簡潔に発信していく新しい媒体、「Nursing Today ブックレット」を企画しました。

あえてウェブでもなく、雑誌でもなく、ワンテーマだけの解説を小冊子にまとめる手段を通して、医療と社会の間に広がる多様な課題について読者の皆さまと情報を共有し、ともに考えていくための新たな視点を提案していきます。　（二〇一九年六月）

●

本書についてのご意見・ご感想、著者へのメッセージ、「Nursing Today ブックレット」で取り上げてほしいテーマなどを編集部までお寄せください。https://jnapcdc.com/BLT/m/

Nursing Today ブックレット・21

看護職《かんごしょく》とハラスメント

——〝サバイバー〟の語《かた》りから見《み》えてくるもの

二〇二三年七月二五日　第一版　第一刷発行　〈検印省略〉

編　集　「看護職《かんごしょく》とハラスメント」実態調査班《じったいちょうさはん》

執　筆　安部陽子《あべようこ》・末武友紀子《すえたけゆきこ》・御輿久美子《おごしくみこ》・杉林稔《すぎばやしみのる》
中澤瞳《なかざわひとみ》・坂井志織《さかいしおり》

発　行　株式会社 日本看護協会出版会
〒一五〇-〇〇〇一 東京都渋谷区神宮前五-八-二
日本看護協会ビル四階
〈注文・問合せ／書店窓口〉
電　話：〇四三六-二三-三二七一
ＦＡＸ：〇四三六-二三-三二七二
〈編集〉電　話：〇三-五三一九-七一七一
〈ウェブサイト〉https://www.jnapc.co.jp

デザイン　Nursing Today ブックレット編集部

印　刷　日本ハイコム株式会社

ISBN978-4-8180-2588-2